0,50

LEXIQUE MÉDICAL

anglais - français
français - anglais

CHEZ LE MÊME ÉDITEUR

Dorland Dictionnaire médical bilingue, français-anglais/anglais-français, Édition française coordonnée par F. Maniez, 2008, 2 300 pages.

Dictionnaire médical, par L. Manuila, A. Manuila, P. Lewalle, M. Nicoulin, T. Papo. 10e édition, 2004, 704 pages.

Dictionnaire médical, par J. Quevauvilliers, A. Fingerhut, A. Somogyi. 5e édition, 2007, 1 584 pages.

Dictionnaire médical de l'infirmière, par J. Quevauviilliers, L. Perlemuter ; G. Perlemuter. 7e édition, 2005, 1 184 pages.

Vademecum du vocabulaire de la santé, par P. Delaveau. 2001, 400 pages.

Dictionnaire des termes sanitaires et sociaux, par M.-C. Denoyer. 2e édition, 2003, 320 pages.

Anglais médical, par M. Mandelbrojt-Sweeney. 3e édition, 2005, 192 pages.

LEXIQUE MÉDICAL

anglais - français
français - anglais

Danielle Duizabo

8e édition

ELSEVIER
MASSON

ISBN : 978-2-294-70486-4

Elsevier Masson S.A.S. – 62, rue Camille-Desmoulins, 92442 Issy-les-Moulineaux Cedex

AVANT-PROPOS

Bien différent d'un dictionnaire, ce lexique est constitué d'une énumération volontairement simplifiée de termes médicaux et paramédicaux, d'usage courant. Il se présente en double version : de l'anglais vers le français et du français vers l'anglais. Son objectif est de permettre une consultation très rapide visant à retrouver le terme exact anglais ou français au cours d'un exposé, de la rédaction d'un article médical ou de l'interrogatoire d'un patient.

Les professionnels de santé trouveront les substantifs, adjectifs, verbes et adverbes leur permettant de traduire sans difficulté un article scientifique. Cette huitième édition s'est enrichie de termes dans les domaines de l'économie de la santé, de l'édition, de la communication, de l'informatique et contient peu, en revanche, de nouveaux termes médicaux directement compréhensibles car très proches en anglais et en français. Nous nous sommes souvent limités à la traduction de certains termes dans le cadre de leur usage médical.

Les orthographes de certains mots anglais et américains sont différentes, il s'agit surtout de termes dérivés du grec. Nous avons choisi l'orthographe américaine, la plus utilisée dans les articles anglophones : les *ae* et *oe* anglais sont devenus *e* comme dans anemia et edema, les terminaisons *our* sont devenus *or* comme dans tumor.

Nous espérons que ce lexique répondra à l'attente de nombreux membres des professions de santé, malgré les omissions rendues inévitables par le format de l'ouvrage. Cet instrument de travail, qui vise à la précision plus qu'à l'érudition, a pour but de devenir un outil pratique facilement consultable par le lecteur auquel il s'adresse.

D. Duizabo

CONVERSION DES MESURES ANGLAISES EN MESURES INTERNATIONALES

- températures

— Pour convertir une température Farenheit en température Celsius : soustraire 32, multiplier par 5 et diviser par 9.
Ex. :

$$68\ °F = \frac{(68 - 32) \times 5}{9} = 20\ °C$$

- **longueurs**

1 inch = 25,4 mm
1 foot = 12 inches = 0,305 m
1 yard = 3 feet = 0,914 m
1 fathom = 6 feet = 1,829 m
1 pole = 5 1/2 yards = 5,027 m
1 chain = 22 yards = 20,108 m
1 furlong = 220 yards = 201,2 m
1 mile = 8 furlongs = 1760 yards = 1609 m
1 nautic mile = 1851 m

- **surfaces**

1 sq. inch = 6,45 cm^2
1 sq. foot = 9,29 dm^2
1 sq. yard = 0,836 m^2
1 perch = 25,29 m^2
1 rood = 10,12 ares
1 acre = 0,405 ha
1 sq. mile = 259,89 ha = 2,59 km^2

- **volumes**

1 cubic inch = 16,387 cm^3
1 cubic foot = 0,283 m^3
1 cubic yard = 0,764 m^3

- **capacités**

1 gill = 0,142 L
1 pint = 4 gills = 0,568 L
1 quart = 2 pints = 1,136 L
1 gallon = 4 quarts = 4,546 L
1 barrel = 32 gallons = 145,39 L
1 US gallon = 3,78 L

- **poids**

1 grain = 0,0648 g
1 dram = 1,77 g
1 ounce (oz) = 16 drams = 28,3 g
1 pound (lb) = 16 oz = 0,453 kg
1 stone = 14 lb = 6,35 kg
1 quarter = 28 lb = 12,7 kg
1 hundred weight = 112 lb = 50,8 kg
1 ton = 1016 kg

ANGLAIS-FRANÇAIS

A

abacus, abaque
abarticular, abarticulaire
abatement, diminution
abdomen, abdomen
abdominal binder, ceinture abdominale
abdominal reflex, réflexe cutané abdominal
abducens nerve, moteur oculaire externe (nerf) ; abducens (nerf)
abducent, abducteur
abduction, abduction
aberrant, aberrant
abeyance, suspension d'activité
ability, capacité ; faculté
abnormal, anormal
abnormality, anomalie
ABO system, système ABO
abortion, avortement
 – (induced), avortement provoqué
above normal, au-dessus de la normale
abrade, raser ; ronger
abruptio placentae, hématome rétroplacentaire
abscess, abcès
absolute, absolu
abstract, résumé
abuse, abus ; sévices
academician, universitaire
acalculia, acalculie
acanthoma, acanthome
acanthosis, acanthose
acapnia, acapnie
acariasis, acariase ; acariose
acaricide, acaricide
acarinosis, acariase
acarus, acarien
acatalasia, acatalasie
acathisia, acathisie
acceptor, accepteur
access, abord ; base de données
accessory, accessoire
accident, accident
acclimatation, acclimatation ; acclimatement
accomodation, accommodation
according to, selon
account, compte-rendu
accountant, comptable
accounting, comptabilité
accretion, accrétion
accuracy, justesse
accurate, précis
acephalous, acéphale
acetabular, acétabulaire
acetaminophen, acétaminophène ; paracétamol
acetonemia, acétonémie
acetonuria, acétonurie
acetylcholine, acétylcholine
acetylsalicylic acid, acétylsalicylique (acide)
achalasia, achalasie
ache, douleur
achieve remission, être en rémission
achieved, accompli
Achilles reflex time, réflexogramme achilléen
 – tendon reflex, réflexe achilléen
aching, douloureux ; endolori
achlorhydria, achlorhydrie
acholia, acholie
achondroplasia, achondroplasie
achromatic spindle, fuseau achromatique
achromatopsia, achromatopsie
achylia, achylie

acid, acide
  – **phosphatase**, phosphatase acide
acid-base balance, équilibre acido-basique
acidemia, acidémie
acid-fast, acido-résistant
acidity, acidité
acidosis, acidose
acinesia, akinésie
acinitis, acinite
acknowledgment, remerciement
aclusion, occlusion dentaire imparfaite
acme, acmé
acne, acné
  – **flare-up**, poussée d'acné
  – **rosacea**, acné rosacée ; couperose
aconuresis, énurésie
acor, aigreur
acorea, acorée ; acorie
acoustic, acoustique
  – **crest**, crête ampullaire
  – **neuroma**, neurinome de l'acoustique
acoustics, acoustique
acquired, acquis
  – **Immunodeficiency Syndrome (AIDS)**, syndrome d'immunodéficience acquise (SIDA)
acrid, âcre
acrocephaly, acrocéphalie
acrocyanosis, acrocyanose
acrodermatitis, acrodermatite
acrodynia, acrodynie
acrodystrophic neuropathy, acropathie ulcéromutilante
acrokeratosis, acrokératose
acromegaly, acromégalie
acromioclavicular, acromioclaviculaire
acropathy, acropathie
acrotic, acrotique ; superficiel
acrotism, acrotisme
actin, actine
acting out, passage à l'acte
actinic dermatosis, actinodermatose
actinon, radon 219
action, action
  – **potential**, potentiel d'action
  – **spectrum**, spectre d'action
  – **tremor**, tremblement d'intention
activator, activateur
active assist exercise, exercice actif assisté
activity, activité
actomyosin, actomyosine
actual, réel ; véritable
acuity, acuité
acupuncture, acupuncture
acus, aiguille
acute, aigu
acuteness, acuité
acyesis, stérilité féminine
adactylia, adactylie
Adam's apple, pomme d'Adam
adaptation, adaptation
add, ajouter
addict, intoxiqué ; toxicomane
addiction, addiction ; toxicomanie
Addison's disease, Addison (maladie) ; maladie bronzée
address, adresse
adduction, adduction
adductor, adducteur
adenectomy, adénectomie
adenitis, adénite
adenocarcinoma, adénocarcinome
adenofibroma, adénofibrome
adenohypophysis, antéhypophyse
adenoid, adénoïde ; adénoïdien
adenoidectomy, adénoïdectomie
adenoiditis, adénoïdite
adenoids, végétations adénoïdes
adenolipoma, adénolipome

adenolymphoma, adénolymphome
adenoma, adénome
adenomatosis, adénomatose
adenomyoma, adénomyome
adenomyosis, adénomyose ; endométriose
adenopathy, adénopathie
adenosine, adénosine
– **monophosphate (AMP)**, adénosine monophosphate (AMP)
– **diphosphate (ADP)**, adénosine diphosphate (ADP)
– **triphosphate (ATP)**, adénosine triphosphate (ATP)
adenotonsillectomy, adéno-amygdalectomie
adenovirus, adénovirus ; virus APC
adept, expert
adequate, convenable ; satisfaisant
adherence, adhérence
adhesio, adhérence ; adhésion
adhesive, adhésif
– **dressing**, pansement adhésif
– **tape**, ruban adhésif ; sparadrap
adipose, adipeux
– **cell**, adipocyte
aditus, aditus ; entrée
adjustable neck collar, minerve
adjustment, mise au point ; ajustement
adjuvant, adjuvant
admission, admission ; entrée
admittance, entrée
admitting office, bureau des entrants
adnexa, annexes
adopted child, enfant adoptif
adrenal, surrénalien
– **cortex**, corticosurrénale
– **gland**, surrénale (glande)
– **medulla**, médullosurrénale
adrenalectomy, surrénalectomie ; adrénalectomie
adrenaline, adrénaline
adrenergic, adrénergique
adrenocortical steroids, corticostéroïdes
adrenocorticotrophic hormone (ACTH), adrénocorticotrope (hormone) (ACTH)
adrenolytic, adrénolytique
adult, adulte
adulterated oil, huile frelatée
adulteration, falsification
adulthood, âge adulte
advance, progrès
advanced, avancé ; évolué
advancement, avancement ; proraphie
– **flap**, lambeau de glissement
advent, apparition
adventitia, adventice
adverse effect, effet indésirable
advertisement, publicité
advertising insert, encart publicitaire
advice, conseil
advise, conseiller
aerial, aérien ; antenne
aerobe, aérobie
aerobic, aérobie
aerocele, aérocèle
aerodontalgia, aérodontalgie
aerogen, bactérie aérogène
aerophagy, aérophagie
afebrile, afébrile ; apyrétique
affect, affect ; disposition
affected, atteint
affection, affection ; maladie ; trouble
affective deprivation, carence affective
affective disorder, trouble thymique
afferent, afférent
– **loop syndrome**, anse afférente (syndrome de l')
affinity, affinité
afibrinogenemia, afibrinogénémie

aflatoxin, aflatoxine
African tick fever, fièvre récurrente africaine
after-birth, arrière-faix ; délivre
after-care, post-cure ; surveillance des convalescents
after-effect, séquelle
after-image, image persistante ; post-image
after-load, post-charge
after-pains, tranchées utérines
after-taste, arrière-goût
agalactia, agalactie
agammaglobulinemia, agammaglobulinémie
agar, agar ; gélose
age, âge
aged, personnes âgées
ageing, vieillissement
agency, instance
agenesis, agénésie
agglutinin, agglutinine
agglutinogen, agglutinogène
aggregate, agrégat
aggressin, agressine
aggression, agression
aging, vieillissement
aglutition, aphagie ; impossibilité d'avaler
agnathia, agnathie
agnosia, agnosie
agonist, agoniste
agonize, souffrir le martyre
agony, agonie ; douleur
agoraphobia, agoraphobie
agranulocytosis, agranulocytose
agraphia, agraphie
agreement, accord, convention
  – **to bear full medical cost**, prise en charge à 100%
ague, fièvre intermittente
ahead, devant
aided hearing, audition corrigée
AIDS, SIDA
ailment, maladie, affection
aim, but
aimed at, destiné à
air, air
  – **cell**, alvéole pulmonaire
  – **embolism**, aéroembolisme
  – **flow**, écoulement gazeux
  – **hunger**, respiration de Kussmaul
  – **quality**, qualité de l'air
  – **space**, espace pneumatique
  – **splint**, attelle gonflable
  – **transport**, voyage aérien
airways, voies aériennes
akathisia, akathisie
ala, aile
albinism, albinisme
albino, albinos
albumin, albumine
albuminuria, albuminurie
alcohol, alcool
alcoholic, alcoolique ; éthylique
alcoholism, alcoolisme ; éthylisme
aldehyde, aldéhyde
aldosterone, aldostérone
aldosteronism, aldostéronisme ; hyperaldostéronisme
alert, attentif
alertness, vigilance
alexia, alexie
alga, algue
algesia, algésie
algid, algide
algogenic, algogène
algorithm, algorithme
alienation, aliénation mentale
alignment, alignement
alimentary, alimentaire
  – **tract**, tube digestif
alive, vivant
alkalemia, alcalose
alkali, alcali
alkaline, alcalin
  – **reserve**, réserve alcaline
alkalinity, alcalinité
alkalinuria, alcalinurie
alkaloid, alcaloïde
alkalosis, alcalose

alkaptonuria, alcaptonurie
alkylating agent, alkylant (agent)
allantois, allantoïde
allele, allèle
allelomorph, allélomorphe (gène)
allergen, allergène
allergy, allergie
alleviate, atténuer
alloantibody, allo-anticorps
alloantigen, allo-antigène
allocated, réparti
allocheiria, alloesthésie
allograft, allogreffe
allopathy, allopathie
alloplasty, alloplastie ; hétérogreffe
all-or-none law, tout ou rien (loi du)
allow, permettre
allowance, prévision ; ration alimentaire
alloy, alliage
alopecia, alopécie ; calvitie
aloud, voix haute (à)
alpha, alpha
– **rays**, rayons alpha
– **wave**, onde alpha
alphachymotrypsin, alphachymotrypsine
alphafetoprotein (AFP), alphafœtoprotéine (AFP)
alteration, changement
alternating current, courant alternatif
alternative medicine, médecine alternative ; médecine douce
altitude sickness, mal des montagnes
alveolar, alvéolaire
alveolitis, alvéolite
alveolus, alvéole
Alzheimer's disease, Alzheimer (maladie d')
amalgam, amalgame
amastia, amastie
amaurosis, amaurose
amaurotic familial idiocy, idiotie amaurotique familiale
ambidextrous, ambidextre
ambient, ambiant
ambivalence, ambivalence
amblyopia, amblyopie
ambulant, ambulatoire
ambulatory, ambulatoire
– **electrocardiographic monitoring**, Holter ECG
ameba, amibe
amebiasis, amibiase
amebicide, amoebicide
ameboma, amoebome
amelia, amélie
amenities, équipements
amenorrhea, aménorrhée
amentia, arriération profonde ; idiotie
American spotted fever, fièvre pourprée des Montagnes Rocheuses
ametria, amétrie ; absence d'utérus
ametropia, amétropie
amine, amine
amino acid, aminé (acide) ; aminoacide
aminoaciduria, aminoacidurie
amitosis, amitose
ammonia, ammoniac ; ammoniaque
amnesia, amnésie
amnesiac stroke, ictus amnésique
amniocentesis, amniocentèse
amniography, amniographie
amnion, amnios
amniotic fluid, liquide amniotique
amorphus, amorphe
amount, quantité
ampere, ampère
amphoteric, amphotère
ampulla, ampoule
– **chyli**, citerne de Pecquet
amygdala, amygdale

amylase, amylase
amyloidosis, amyloïdose
amyotonia, amyotonie
amyotrophic lateral sclerosis, sclérose latérale amyotrophique
amyotrophy, amyotrophie
anabolic steroid, stéroïde anabolisant
anabolism, anabolisme
anacrotic, anacrote
anaerobe, anaérobie
analbuminemia, analbuminémie
analeptic, analeptique
analgesia, analgésie
analgesic, analgésique ; antalgique
analogous, analogue
analysis, analyse
anaphase, anaphase
anaphoresis, anaphorèse
anaphylaxis, anaphylaxie
anaplasia, anaplasie
anastomosis, anastomose
anatomical, anatomique
– **chart**, planche anatomique
– **snuff-box**, tabatière anatomique
anatomy, anatomie
ancylostomiasis, ankylostomiase
androgen, androgène
android pelvis, bassin androïde
androsterone, androstérone
anemia, anémie
anencephaly, anencéphalie
aneroid, anéroïde
anesthesia, anesthésie
anesthesist, anesthésiste
anesthetic, anesthésique
aneurysm, anévrisme ; anévrysme
anger, colère
angiectasis, angiectasie
angiitis, angéite
angina pectoris, angine de poitrine
angiocardiogram, angiocardiogramme
angiocardiography, angiocardiographie
angiogram, angiogramme
angiography, angiographie
angioma, angiome
angiomatosis, angiomatose
angioneurotic, angioneurotique
– **edema**, œdème de Quincke
angioplasty, angioplastie
angiosarcoma, angiosarcome
angiospasm, angiospasme
angiotensin, angiotensine
angiotensin-converting enzyme inhibitors (ACE), inhibiteurs de l'enzyme de conversion (IEC)
angor, angine de poitrine
anguish, angoisse
anhidrosis, anhidrose
anhidrotic, anhidrotique
anhydrous, anhydre
anion, anion
aniseikonia, aniséiconie
anisochromatopsia, anisochromatopsie
anisocoria, anisocorie
anisocytosis, anisocytose
anisomelia, anisomélie
anisometropia, anisométropie
ankle, cheville
– **bone**, astragale
– **clonus**, clonus du pied
– **jerk**, réflexe achilléen
– **joint**, articulation tibio-astragalienne
ankyloblepharon, ankyloblépharon
ankyloglossia, ankyloglossie
ankylosing spondylitis, spondylarthrite ankylosante
ankylosis, ankylose ; blocage articulaire
ankylostomiasis, ankylostomiase
annular, annulaire
anode, anode
anodyne, antalgique
anomalous, anormal

anomia, anomie
anonychia, anonychie
anoperineal, anopérinéal
anorchous, anorchide
anorectal, anorectal
anorexia, anorexie
 – **nervosa**, anorexie mentale
anosmia, anosmie
anovulation, anovulation
anovulatory cycle, cycle anovulatoire
anoxemia, anoxémie
anoxia, anoxie
answer, réponse
answering machine, répondeur
ant, fourmi
antacid, antiacide
antagonist, antagoniste
antemortem, avant la mort
antenatal, anténatal ; prénatal
anterior, antérieur
 – **root**, racine antérieure
anterograde, antérograde
anteroinferior, antéroinférieur
anterointernal, antérointerne
anterolateral, antérolatéral
anteromedian, antéromédian
anteroposterior, antéropostérieur
anterosuperior, antérosupérieur
anteversion, antéversion
anthelmintic, anthelminthique ; vermifuge
anthracosis, anthracose
anthrax, charbon
anthropoid, anthropoïde
anthropology, anthropologie
antibiotic, antibiotique
antibody, anticorps
anticholinergic, anticholinergique
anticholinesterase, anticholinestérase ; anticholinestérasique
anticoagulant, anticoagulant
anticodon, anticodon
anticonvulsant, antiépileptique
antidepressant, antidépresseur ; thymoanaleptique
antidiuretic hormone (ADH), antidiurétique (hormone) (HAD)
antidote, antidote
antigen, antigène
antigenic determinant, déterminant antigénique
antiglobulin test, test de Coombs ; test à l'antiglobuline
antihemophilic factor, facteur antihémophilique
antihistamine, antihistaminique
anti-inflammatory, anti-inflammatoire
antilymphocyte, antilymphocytaire
 – **globulin**, globuline antilymphocytaire
 – **serum**, sérum antilymphocytaire
antimalarial, antipaludique
antimetabolite, antimétabolite
antimigraine, antimigraineux
antimitotic, antimitotique
antimycotic, antifongique ; antimycosique
antinuclear factor, facteur antinucléaire
antiperistaltic, antipéristaltique
antipruritic, antiprurigineux
antipyretic, antipyrétique
antirachitic factor, facteur antirachitique ; vitamine D
antiscorbutic, antiscorbutique ; vitamine C
antiseptic, antiseptique
antiserum, antisérum
antispasmodic, antispasmodique
antithrombin, antithrombine
antithyroid, antithyroïdien
antitoxin, antitoxine
antivenin, antivenin
antrotomy, antrotomie
antrum, antre ; sinus
anuria, anurie

anus, anus
anvil, enclume
anxiety, anxiété ; angoisse
  – neurosis, névrose d'angoisse
anxious, anxieux
aorta, aorte
aortic, aortique
  – insufficiency, insuffisance aortique
  – stenosis, rétrécissement aortique
  – valve, valve aortique
aortitis, aortite
apathy, apathie
apart, séparé
aperient, laxatif
aperistalsis, apéristaltisme
aperture, orifice ; ouverture
apex, apex ; sommet
  – beat, choc de pointe
  – of heart, pointe du cœur
Apgar score, Apgar (indice d')
aphagia, aphagie
aphakia, aphakie
aphasia, aphasie
aphid, puceron
aphonia, aphonie
aphrodisiac, aphrodisiaque
aphtha, aphte
aphthous stomatitis, aphte buccal ; muguet ; stomatite aphteuse
apicectomy, apicectomie
aplasia, aplasie
aplastic anemia, anémie aplasique
apnea, apnée
apocrine gland, glande apocrine
aponeurosis, aponévrose
apophysis, apophyse
apoplexy, apoplexie
apparatus, appareil ; tractus
appearance, apparition ; aspect
appendectomy, appendicectomie
appendicitis, appendicite
appendix, appendice
apperception, aperception
appetite suppressant, anorexigène
appliance, appareil
applicant, candidat
application, application ; demande ; demande d'emploi
applicator, applicateur
appointment, rendez-vous
appraisal, évaluation
apprehension, perception ; compréhension ; appréhension
approach, abord ; voie d'abord ; conduite à tenir
approval, accord ; agrément
approve a drug for marketing, autoriser la mise sur le marché d'un médicament
apraxia, apraxie
apron, tablier
apt, apte
aptitude, aptitude
aptyalism, aptyalisme
apyrexia, apyrexie
aqueduct, aqueduc
aqueous, aqueux
  – humor, humeur aqueuse
arachnodactyly, arachnodactylie
arachnoid, arachnoïde
arborization, arborisation
arbovirus, arbovirus
arch, arc ; arcade ; voûte
arcuate nucleus, noyau arqué
arcus, arc ; arcade ; voûte
area, aire ; champ ; région
areola, aréole
areolar tissue, tissu conjonctif lâche
argininosuccinicaciduria, argininosuccinurie
argue, discuter ; argumenter
argyria, argyrie
arm, bras
  – chair, fauteuil
  – pit, aisselle
around, approximativement

arousal, éveil
- **– reaction**, réaction d'éveil
- **– response**, réaction d'arrêt

arrangement, disposition
array, disposition ; répartition
arrest, arrêt
arrhenoblastoma, arrhénoblastome
arrhythmia, arythmie
arterial, artériel
arteriectomy, artériectomie
arteriography, artériographie
arteriole, artériole
arteriopathy, artériopathie
arterioplasty, artérioplastie
arteriosclerosis, artériosclérose
arteriotomy, artériotomie
arteriovenous aneurysm, anévrisme artérioveineux
arteritis, artérite
artery, artère
arthralgia, arthralgie
arthrectomy, arthrectomie ; synovectomie
arthritis, arthrite
arthroclasia, fracture d'une ankylose
arthrodesis, arthrodèse
arthrodynia, arthrodynie
arthrography, arthrographie
arthropathy, arthropathie
arthroplasty, arthroplastie
arthroscope, arthroscope
arthroscopy, arthroscopie
arthrotomy, arthrotomie
article of clothing, vêtement
articular, articulaire
artifact, artefact
artificial, artificiel
arytenoid, aryténoïde
asbestos, amiante ; asbeste
asbestosis, asbestose
ascaricide, ascaricide
ascariasis, ascaridiase
ascaris, ascaris
ascending colon, côlon ascendant
ascertain, déterminer
ascites, ascite
ascitic fluid, ascite
ascorbic acid, ascorbique (acide)
ascribe, imputer
asepsis, asepsie
aseptic, aseptique
asexual, asexué
asleep, endormi
aspermia, aspermie
asphyxia, asphyxie
aspiration, aspiration
aspirator, aspirateur
aspirin, aspirine
assay, détermination ; dosage
assessment, bilan ; évaluation
assets, avoirs
assignment, attribution ; affectation
assistance, aide ; assistance
assisted ventilation, ventilation assistée
assistive device, aide à la locomotion
assume, supposer
assumption, hypothèse
asteatosis, astéatose
astereognosis, astéréognosie
asthenia, asthénie
asthenopia, asthénopie
asthma, asthme
astigmatism, astigmatisme
astringent, astringent
astrocytoma, astrocytome
astroglia, astroglie
asymmetry, asymétrie
asymptomatic, asymptomatique
asynclitism, asynclitisme
at any rate, en tout cas
at random, au hasard
at rest, au repos
atavism, atavisme
ataxia, ataxie
atelectasis, atélectasie
atherogenic, athérogène
atheroma, athérome

atherosclerosis, athérosclérose
athetosis, athétose
athlete's foot, pied d'athlète
atlas, atlas
atmosphere, atmosphère
atomizer, atomiseur
atony, atonie
atresia, atrésie
atrial, auriculaire ; atrial
 – natriuretic factor, facteur natriurétique auriculaire
 – septal defect, communication interauriculaire
atrioventricular, atrioventriculaire ; auriculoventriculaire
 – block, bloc auriculo-ventriculaire
 – bundle, faisceau de His ; faisceau atrio-ventriculaire
atrium, atrium ; oreillette
atrophic, atrophique
atrophy, atrophie
atropine, atropine
attachment, pièce jointe ; attache
attack, accès ; attaque ; crise
attempt, essai
attend, assister
attending physician, médecin traitant
attention-deficit hyperactivity disorder, trouble déficitaire de l'attention avec hyperactivité
attributability, imputabilité
atypical, atypique
audiogram, audiogramme
audiologist, audiologiste
audiometer, audiomètre
audiometry, audiométrie
auditory, auditif
aura, aura
aural, auditif ; aural
auricle, auricule ; pavillon de l'oreille
auricular, auriculaire
auriculotemporal, auriculo-temporal
auriscope, otoscope
auscultation, auscultation
autism, autisme
autistic, autiste
autoagglutination, auto- agglutination
autoantibody, auto-anticorps
autoantigen, auto-antigène
autocatalytic, autocatalytique
autoclave, autoclave
autodigestion, autodigestion
autoeroticism, autoérotisme ; masturbation
autogenous, autogène
autograft, autogreffe
autohypnosis, autohypnose
autoimmune disease, maladie auto-immune
autoimmunity, auto-immunité
autoimmunization, auto-immunisation
autoinfection, auto-infection
autointoxication, auto-intoxication
autolysis, autolyse
automatism, automatisme
autonomic nervous system, système nerveux autonome
autoplasty, autoplastie
autopsy, autopsie
autoradiography, autoradiographie
autosomal, autosomique
autosuggestion, autosuggestion
autotransfusion, autotransfusion
availability, disponibilité
available, disponible
avascular, avasculaire
average, moyenne
 – length stay, durée moyenne d'hospitalisation
averaging computer, moyenneur
aversion therapy, cure de dégoût
avian, aviaire
avirulent, avirulent
avitaminosis, avitaminose

avoidable, évitable
avoidance, évitement
awakening, réveil
award, octroyer
awarding, attribution
aware, informé ; conscient
awareness, prise de conscience ; vécu ; vigilance
away from, éloigné de
awkward, maladroit
axilla, aisselle
axillary, axillaire
– lymph node dissection, curage axillaire
axis, axe
axon, axone ; cylindraxe
axonotmesis, axonotmésis
azoospermia, azoospermie
azotemia, azotémie
azoturia, azoturie

B

baby-scale, pèse-bébé
bachelor, célibataire
bacillary, bacillaire
bacilluria, bacillurie
bacillus, bacille
back, dos
  – up, sauvegarde informatique
backache, dorsalgie
backbone, colonne vertébrale
backflow, reflux
background, antécédents ; fond
backrest, dossier
backwards, arrière (en)
bacteria, bactéries
bacterial, bactérien
bactericidal, bactéricide
bacteriemia, bactériémie
bacteriology, bactériologie
bacteriolytic, bactériolytique
bacteriophage, bactériophage
bacteriostatic, bactériostatique
bacterium, bactérie
bacteriuria, bactériurie
bag, sac
  – of waters, poche des eaux
bagassosis, bagassose
balance, bilan ; équilibre
balancing, équilibrage
balanitis, balanite
bald, chauve
baldness, alopécie ; calvitie
ballooning, ballonnement
  – posterior leaflet syndrome, ballonnement de la valve mitrale
ballot, vote ; scrutin
ballottement, ballottement
ballpoint, stylo à bille
balm, baume
balneology, balnéologie ; thermalisme
balsam, baume
ban, interdiction
band, bande ; bandelette
  – width, bande passante
bandage, bandage
banding, cerclage
bank note, billet de banque
bar, bar ; barre
Barbados leg, éléphantiasis
barber's itch, sycosis trichophytique
bare, nu
barium enema, lavement baryté ; repas baryté
baroreceptor, barorécepteur
barrel, tonneau
barrier, barrière
bartholinitis, bartholinite
basal, basal
  – ganglia, noyaux gris centraux
  – metabolism , métabolisme basal
base, base
baseline, ligne isoélectrique
basement, sous-sol
basic, basique ; fondamental
  – life support, assistance cardiorespiratoire
basilar, basilaire
basilic vein, veine basilique
basin, bassin ; cuvette
basis, base ; fondement
basophil, basophile
basophilic, basophile
bath, bain
battered child syndrome, syndrome de Silverman ; syndrome des enfants battus
battery, pile électrique
bead, goutte ; perle
beak, bec
beaked osteophyte, bec-de-perroquet

beam, faisceau
bear, porter ; donner naissance
- **medical costs**, prendre en charge les frais médicaux
bearing down, efforts expulsifs
beat, battement ; pulsation
bed, lit
- **occupancy rate**, taux d'occupation des lits
- **rest**, alitement
- **time**, heure du coucher
bedbug, punaise de lit
bedclothes, literie
bedpad, alèse
bedpan, bassin de lit
bedridden, grabataire
bedsore, escarre de décubitus
bedwetting, énurésie ; incontinence nocturne
bee sting, piqûre d'abeille
before and after comparison, comparaison avant-après
beforehand, préalable (au)
behavior, comportement
- **disorder**, trouble du comportement
behaviorism, béhaviorisme ; comportementalisme
belching, éructation
bellows, soufflet
belly, ventre
- **ache**, mal de ventre
belong, appartenir
below, dessous
- **the mean**, inférieur à la moyenne
belt, ceinture
bend, courber (se)
bends, douleurs ostéoarticulaires au cours de la maladie des caissons
benefit, améliorer l'état
benefit-to-risk ratio, rapport bénéfice/risque
benign, bénin
bereavement, deuil
berylliosis, bérylliose
best, meilleur
bestiality, bestialité
beta, bêta
betablocker, bêta-bloquant
beverage, boisson
beware, prendre garde à
bewilderment, désorientation
beyond, au-delà
- **cure**, incurable
bezoar, bézoard
biased, biaisé
biceps, biceps
- **reflex**, réflexe bicipital
bicornuate, bicorne
bicuspid, bicuspide
- **valve**, valve mitrale
bifid, bifide
bifocals, lunettes bifocales
bifurcate, bifurqué
- **ligament**, ligament de Chopart
bigeminal pulse, pouls bigéminé
bilateral, bilatéral
bile, bile
- **duct**, canal biliaire
- **pigment**, pigment biliaire
- **salts**, sels biliaires
Bilharzia, Schistosoma
biliary, biliaire
bilious, bilieux
bilirubin, bilirubine
biliverdin, biliverdine
biliuria, biliurie
bill, facture
billing, facturation
- **department**, comptabilité
billion, milliard
bimanual, bimanuel
binary fission, scissiparité
binaural, biauriculaire
binding, fixation ; liaison
binocular, binoculaire
binovular, biovulé
bioassay, dosage biologique
bioavailability, biodisponibilité

biochemistry, biochimie
biofeedback, rétroaction
biogenesis, biogenèse
biology, biologie
biometrics, biométrie
biophysics, biophysique
biopsy, biopsie
biosynthesis, biosynthèse
biotin, biotine
bipolar lead, dérivation bipolaire ou périphérique
bird flu, grippe aviaire
birth, naissance
– **control**, limitation des naissances
– **defect**, anomalie congénitale
– **rate**, taux de natalité
bisexual, bisexué ; bisexuel
bistoury, bistouri
bit, morceau ; un peu
bite, morsure ; piqûre
bitemporal hemianopsia, hémianopsie bitemporale
bitter, amer
black, noir
– **face**, caractère gras
– **fly**, simulie
– **stools**, selles noires
blackhead, comédon
blackout, voile noir
blackwater fever, fièvre bileuse hémoglobinurique
bladder, vésicule ; vessie
blade, lame
bland, doux ; stérile
– **affect**, neutralité affective
blank, trou de mémoire
– **spell**, absence épileptique
blast, blaste ; explosion ; souffle
– **injury**, lésion par souffle
blastomycosis, blastomycose
bleach, décolorant ; eau de javel
bleeder, hémophile
bleeding, hémorragie ; saignement
– **time**, temps de saignement
blend, mélange
blennorrhea, blennorrhée
blepharitis, blépharite
blepharospasm, blépharospasme
blind, aveugle
– **loop**, anse borgne
– **spot**, tache aveugle
– **test**, méthode à l'insu
blindly, en aveugle
blindness, cécité
blinking, clignement ; clignotement
blister, ampoule ; cloque ; vésicule
bloated, gonflé
bloating, ballonnement
block, bloc ; blocage
blockade, blocage
blocked nose, nez bouché
blocking antibody, anticorps bloquant
blood, sang
– **alcohol level**, alcoolémie
– **bank**, banque de sang
– **brain barrier**, barrière hémato-encéphalique
– **cast**, cylindre hématique
– **cell**, globule sanguin ; élément figuré
– **cells count**, numération formule sanguine
– **clot**, caillot sanguin
– **disease**, hémopathie
– **flow**, débit sanguin
– **gas assay**, gazométrie artérielle
– **glucose level**, glycémie
– **grouping**, groupage sanguin
– **letting**, saignée
– **potassium concentration**, kaliémie
– **pressure**, pression artérielle ; tension artérielle
– **sedimentation rate**, vitesse de sédimentation
– **stream**, circulation sanguine
– **type**, groupe sanguin
– **urea**, urémie

– **volume**, volémie ; volume sanguin
blot, tache
blow one's nose, moucher (se)
blue, bleu
– **sclerotics**, sclérotiques bleues
blunt, contondant ; émoussé
blurred vision, vision trouble
blurt out, lâcher
blush, rougir
board, comité ; tableau ; carton
boarder, pensionnaire
body, corps ; corpuscule ; organisme
– **image**, schéma corporel
– **surface area**, surface corporelle
– **weight**, poids corporel
boil, clou ; furoncle
boiling, ébullition
boisterousness, turbulence
bold (in), gras (en)
bolus, bol
bond, liaison ; pont
bone, os
– **age**, âge osseux
– **graft**, greffe osseuse
– **marrow**, moelle osseuse
– **marrow aplasia**, aplasie médullaire
– **marrow puncture**, prélèvement de moelle osseuse
– **scan**, scintigraphie osseuse
bonesetter, rebouteux
boost, accélérer
booster injection, injection de rappel
border, bord ; bordure
borderline, limite
boring, ennuyeux
born, né
borne, transmis
bottle, biberon ; bouteille
– **fed**, nourri au biberon
bottom, fond ; derrière
botulism, botulisme
bougie, bougie
bougienage, bougirage
bound, lié
bout, accès ; poussée
bowel, intestin
– **disorder**, trouble intestinal
– **habit**, transit intestinal
bowleg, genu varum ; jambe arquée
boxed, encadré
bra, soutien-gorge
brace, appareil orthopédique ; attelle
brachial, brachial
– **artery**, brachiale (artère)
– **neuralgia**, névralgie brachiale
– **plexus**, plexus brachial
brachium, bras
– **cerebelli**, pédoncule cérébelleux
brachycephaly, brachycéphalie
bracing, contention
brackets (in), parenthèses (entre)
bradycardia, bradycardie
bradykinin, bradykinine
braid, tresse
brain, cerveau ; encéphale
– **concussion**, commotion cérébrale
– **death**, coma dépassé ; mort cérébrale
– **stem**, tronc cérébral
brake, frein
branch, branche
branchial, branchial
brand, marque
– **name drug**, médicament d'origine
brass, laiton
breadth, largeur
break, cassure ; fracture

breakdown, décomposition ; panne ; rupture
- **(nervous)**, dépression nerveuse

breast, poitrine ; sein ; thorax
- **feeding**, allaitement maternel

breath, haleine ; respiration
- **analyzer test**, alcootest
- **holding spell**, spasme du sanglot
- **of life**, souffle de vie
- **sound**, murmure vésiculaire

breathing, respiration ; ventilation
- **rate**, fréquence respiratoire

breathless, essoufflé
breathlessness, dyspnée
breech, siège
breed, engendrer ; procréer
bregma, bregma
bridle, bride
briefcase, mallette
bright, brillant
brillancy amplifier, amplificateur de brillance
bring, apporter
- **on**, provoquer

brisk, animé ; vif
brittle, cassant ; labile
- **bones**, os cassants

broad ligament of uterus, ligament large de l'utérus
broadcast, diffusion
broadened, élargi
broken, cassé
bromidrosis, bromhidrose
bromism, bromisme
bronchial, bronchique
- **breathing**, souffle tubaire
- **carcinoma**, cancer bronchique
- **tube**, bronche

bronchiectasis, bronchectasie
bronchiole, bronchiole
bronchiolitis, bronchiolite
bronchitis, bronchite
bronchogenic, bronchogénique
bronchography, bronchographie
broncholith, broncholithe
bronchopneumonia, bronchopneumonie
bronchoscope, bronchoscope
bronchoscopy, bronchoscopie
bronchospasm, bronchospasme
bronchus, bronche
bronzed disease, Addison (maladie d') ; maladie bronzée
broom, balai
broth, bouillon
brow, front ; sourcil
- **presentation**, présentation frontale

brown, brun
browser, logiciel de navigation
brucellosis, brucellose
bruise, contusion ; ecchymose
bruit, bruit ; souffle
brush, brosse ; pinceau
bubble, bulle
bubo, bubon
bubonic plague, peste bubonique
buccal, buccal
buccinator, buccinateur
bucket, seau
buckle, boucle
bud, bourgeon
budding, bourgeonnement
budget cuts, réductions budgétaires
buffer, tampon
bug, bug ; punaise ; microbe ; virus informatique
building, bâtiment
bulb, bulbe
bulbar palsy, paralysie bulbaire
bulging, bombé ; saillant
bulimia, boulimie
bulk, cellulose ; volume
bulky, abondant ; volumineux
bulla, bulle ; vésicule
bump, bosse ; choc ; coup
bundle, faisceau
- **branch block**, bloc de branche

bunion, oignon
burn, brûlure
  – out syndrome, épuisement professionnel (syndrome d')
  – up, épuisement
burping, aérophagie
burr, fraise
  – hole, trou pratiqué avec une fraise
bursa, bourse
bursitis, bursite
burst, bouffée ; éclater
bury, enterrer
bush, buisson
bust, poitrine
buttock, fesse
button, bouton
buttonhole, boutonnière
buying power, pouvoir d'achat
buzzing in the ears, bourdonnement d'oreilles
bypass, court-circuit ; dérivation ; pontage
byssinosis, byssinose

C

cachet, cachet
cachexia, cachexie
cadaver, cadavre
caduceus, caducée
caesarian section, césarienne
caffeine, caféine
caisson disease, caissons (maladie des)
calcaneal spur, épine calcanéenne
calcaneus, calcanéum
calcareous, calcaire
calcemia, calcémie
calciferol, calciférol ; vitamine D
calcification, calcification
calcitonin, calcitonine
calcium, calcium
  – **channel blocker**, inhibiteur calcique
calculus, calcul ; lithiase
calendar, calendrier
calf, mollet
  – **bone**, péroné
calibrate, calibrer
calibration, étalonnage
calipers, compas à calibrer
call for, demander
callosity, callosité
callus, cal ; callosité ; durillon
calor, chaleur
calorie, calorie
calorigenic, calorigène
calorimeter, calorimètre
calvaria, calotte crânienne ; voûte crânienne
calyx, calice
canal, canal ; conduit
canaliculus, canalicule
cancel, annuler ; résilier
cancellous, disposé en réseau
  – **bone**, spongieux (os)
cancer, cancer
cancerophobia, cancérophobie
cancroid, cancroïde
cancrum oris, noma ; stomatite gangréneuse
candle, bougie
canine teeth, canine
canister, absorbeur
canker, ulcération
cannabis, cannabis ; haschisch
canned food, conserve
cannula, canule
cantering rhythm, rythme de galop
cap, calotte ; capuchon
capacity, capacité
capillary, capillaire
  – **fragility test**, signe du lacet
  – **nevus**, angiome plan
capitate, capité
  – **bone**, carpe (grand os du)
capsule, capsule ; gélule
capsulitis, capsulite
capsulotomy, capsulotomie
caput, chef d'un muscle ; tête
  – **succedaneum**, bosse sérosanguine
carbohydrate, glucide ; hydrate de carbone
carbon dioxide gas (CO2), gaz carbonique (CO2) ; anhydride carbonique
carbon monoxide poisoning, intoxication par le monoxyde de carbone
carboxyhemoglobin, carboxyhémoglobine
carbuncle, anthrax ; furoncle
carcinogenic, carcinogène
carcinoid, carcinoïde
carcinoma, cancer ; carcinome
carcinomatosis, carcinomatose

cardia, cardia
cardiac, cardiaque
– **failure**, insuffisance cardiaque
– **output**, débit cardiaque
– **standstill**, arrêt cardiaque
cardiograph, cardiographe
cardiology, cardiologie
cardiomyopathy, cardiomyopathie
cardiopathy, cardiopathie
cardiospasm, cardiospasme
cardiovascular, cardiovasculaire
carditis, cardite
care, soins
– **drape**, champ stérile
– **(home)**, soins à domicile
– **(intensive)**, réanimation
caregiver, soignant ; aidant
careless mistake, faute d'inattention
carer, soignant
caries, carie
carina, carène
caring, prise en charge
carneous, carné ; charnu
carotene, carotène
carotid, carotide ; carotidien
– **body**, glomus carotidien
– **bruit**, souffle carotidien
– **sinus syncope**, syncope par hyperexcitabilité du sinus carotidien
carpal tunnel syndrome, canal carpien (syndrome du)
carpometacarpal, carpométacarpien
carpopedal spasm, spasme carpopédal
carpus, carpe
carriage, portage
carrier, porteur
carry out, réaliser
cartridge, cartouche
caruncle, caroncule
case, cas
– **finding**, dépistage
– **history**, antécédents
– **report**, cas publié
– **report form**, cahier d'observation
– **taking**, observation
case-fatality rate, taux de mortalité clinique
casein, caséine
cash benefits, prestations en espèces
Casoni's test, Casoni (épreuve de)
cassava, manioc
cast, cylindre ; moule ; plâtre
casting tape, bande plâtrée
castor bean, ricin
castration, castration
casual, fortuit ; informel
casualty, accidenté ; blessé ; victime
– **department**, service des urgences
casuistics, casuistique ; statistiques
cat cry syndrome, cri du chat (maladie du)
cat scratch fever, lymphoréticulose bénigne d'inoculation ; griffes du chat (maladie des)
catabolism, catabolisme
catalepsy, catalepsie
catalyst, catalyseur
cataphoresis, cataphorèse
cataplexy, cataplexie
cataract, cataracte
catarrh, catarrhe
catatonia, catatonie
catch a cold, enrhumer (s')
catch-up sleep, sommeil à rattraper
catharsis, catharsis
cathartic, cathartique
catheter, cathéter ; sonde
catheterism, cathétérisme
cation exchange resin, résine échangeuse de cations
cauda equina, queue de cheval
caudal , caudal
caudate, caudé
caul, coiffe

causative, causal
cause for concern, motif de préoccupation
caustic, caustique
cautery, cautère
caution, prudence
cautious, prudent
cavernous, caverneux
 – **hemangioma**, angiome caverneux
 – **sinus**, sinus caverneux
cavity, carie ; cavité ; caverne
cecum, cæcum
celiac, cœliaque
celioscopy, cœlioscopie
cell, cellule ; élément
 – **body**, corps cellulaire
 – **membrane**, membrane cellulaire
 – **wall**, paroi cellulaire
cellular, cellulaire ; téléphone portable
cellulitis, cellulite
cellulose, cellulose
center, centre
centigrade, centigrade
centimeter (cm), centimètre (cm)
central nervous system (CNS), système nerveux central (SNC)
centrifugal nerve fiber, fibre nerveuse centrifuge
centrifuge, centrifugeuse
centripetal, centripète
centromere, centromère
centrum, centre
cephalic, céphalique
cephalocele, céphalocèle
cephalometry, céphalométrie
cercaria, cercaire
cerebellum, cervelet
cerebral, cérébral
 – **palsy**, infirmité motrice cérébrale
cerebration, cérébration ; pensée
cerebrospinal fluid (CSF), liquide céphalorachidien (LCR) ; liquide cérébrospinal
cerebrovascular accident, accident vasculaire cérébral
cerebrum, cerveau
certifiable disease, maladie à déclaration obligatoire
certified surgical technologist, aide opératoire
cerumen, cérumen
cervical, cervical
 – **pleura**, dôme pleural
cervicectomy, cervicectomie
cervicitis, cervicite
cervix uteri, col de l'utérus
cestode, cestode
chain, chaîne
chair, chaise
challenge, défi
chamber, cavité ; chambre
chance, hasard
chancre, chancre
chancroid, chancroïde ; chancrelle
change, changement ; modification ; remaniement
channel, canal
chaplain, aumônier
chapped, gercé
charge, charge ; prix
charity, fondation ; institut caritatif
charley horse, crampe
chart, graphique ; schéma
chat, bavarder
cheap, bon marché
check, vérification
 – **consumption**, contrôler la consommation
 – **healthcare expenditure**, contrôler les dépenses de santé
 – **for**, vérifier
 – **up**, bilan ; examen de routine
cheek, joue
 – **bone**, malaire(os)
cheilitis, chéilite
cheiloplasty, chéiloplastie

chelating agent, chélateur
chemistry, chimie
chemoreceptor, chémorécepteur ; chimiorécepteur
chemosis, chémosis
chemotaxis, chimiotactisme ; chimiotaxie
chemotherapy, chimiothérapie
chemotropism, chimiotropisme
chest, poitrine ; thorax
– **film**, cliché thoracique
– **wall**, paroi thoracique
chew, mâcher
chiasma, chiasma
chickenpox, varicelle
chief executive, directeur général
chigger, aoûtat
chilblain, engelure ; érythème pernio
child, enfant
childbirth, accouchement
childhood, enfance
chill, frisson
chimera, chimère
chin, menton
chip, puce
chiropodist, pédicure
chiropractic, chiropraxie
chiropractor, chiropracteur
chlamydiosis, chlamydiase
chloasma, chloasma
chloride, chlorure
chloroform, chloroforme
chloroma, chlorome
choanae, choanes
choice, choix
choke, étouffer ; étrangler (s')
cholagogue, cholagogue
cholangiogram, cholangiogramme
cholangitis, angiocholite ; cholangite
cholecystectomy, cholécystectomie
cholecystenterostomy, cholécystenstérostomie
cholecystitis, cholécystite
cholecystography, cholécystographie
cholecystolithiasis, cholécystolithiase
cholecystostomy, cholécystostomie
choledocholithotomy, cholédocholithotomie
choledochotomy, cholédochotomie
cholelithiasis, cholélithiase
cholemia, cholémie
cholera, choléra
cholesteatoma, cholestéatome
cholesterol, cholestérol
cholinergic, cholinergique
cholinesterase, cholinestérase
choluria, cholurie
chondralgia, chondralgie ; chondrodynie
chondriome, chondriome
chondritis, chondrite
chondroma, chondrome
chondromalacia, chondromalacie
chondrosarcoma, chondrosarcome
choose, choisir
chorda, corde ; cordon
chordee, chordée
chorditis, chordite ; cordite
chorea, chorée
chores, travaux ménagers
chorion, chorion
chorionic villus, villosité chorionique
choroid, choroïde
choroiditis, choroïdite
choroidocyclitis, choroïdocyclite
christian name, prénom
chromatin, chromatine
chromatography, chromatographie

chromophobe adenoma, adénome chromophobe
chromosome, chromosome
chronic, chronique
chyle, chyle
chylomicron, chylomicron
chylous, chyleux ; chylifère
chyme, chyme
cicatricial, cicatriciel
cicatrix, cicatrice
cidal effect, effet lytique
cilia, cils
ciliary body, corps ciliaire
ciliated epithelium, épithélium cilié
cinchonism, quinquinisme
circa, autour de
circadian, circadien
– **rhythm**, rythme circadien
circinate, circiné
circulation, circulation
circumcision, circoncision
circumflex nerve, circonflexe (nerf)
circumscribed, circonscrit
cirrhosis, cirrhose
cirsoid, cirsoïde
cistern, citerne
cisternal puncture, ponction cisternale
citric acid cycle, cycle de Krebs ; cycle de l'acide citrique
civil servant, fonctionnaire
claim, prétendre ; réclamer
claimant, ayant-droit
clamp, clamp ; pince
clap, claquement ; chaude-pisse
clapping, percussion thoracique
clasp, agrafe
– **knife reflex**, réflexe du canif
class, classe ; cours
claudication, claudication
claustrophobia, claustrophobie
clavicle, clavicule
clavus, clou ; cor ; tubercule
clawhand, main en griffe
clean, propre
cleaning, détersion
cleansing wipe, lingette nettoyante
clear, clair ; évident ; débarasser
– **cut**, précis ; net ; clair
– **up a point**, élucider
clearance, clairance ; clearance
clearing of throat, raclement de gorge
cleavage, clivage ; segmentation
cleft, fente ; fissure
– **palate**, fente palatine
cleidocranial dysostosis, dysostose cléido-crânienne ; Marie-Sainton (syndrome de)
cleidotomy, cléidotomie
clever, intelligent
click, claquement ; clic ; cliquer avec la souris
climacteric, climatère ; ménopause
climax, climax ; apogée ; orgasme
climbing fiber, fibre grimpante
cling, accrocher
clinic, clinique
clinical, clinique
– **assesment**, clinique
– **evidence**, arguments cliniques
– **pattern**, tableau clinique
– **record**, dossier clinique
– **signs**, signes cliniques
– **trial**, essai clinique
clinician, clinicien
clip, agrafe ; pince ; clip
clippers , tondeuse
clitoris, clitoris
clock, horloge
clockwise, sens des aiguilles d'une montre (dans le)
clogged, obstrué
clonic, clonique
close, proche
closed, fermé
clot, caillot
cloth, chiffon

clothes, vêtements
clotting, coagulation
clubbing, hippocratisme digital
clubfoot, pied-bot
clue, indice
clumping, agglutination
clumsy, maladroit
cluster, amas ; série
  – headache, algie vasculaire de la face
cnemial, tibial
CNS (central nervous system), SNC (système nerveux central)
coaching, accompagnement
coagulation, coagulation
coarctation, coarctation
coat, couche ; revêtement
coated tongue, langue saburrale
cobalt, cobalt
cocaine, cocaïne
  – addiction, cocaïnomanie
coccus, coccus ; coque
coccydynia, coccygodynie
coccyx, coccyx
cochlea, cochlée
cock-up splint, attelle pour dorsiflexion du poignet
cod, morue
code, code
codeine, codéine
coding, codage
codominance, codominance
codon, codon
coenzyme, coenzyme
cofactor, cofacteur
cognition, connaissance ; cognition
cognitive disorders, troubles cognitifs
cog wheel, roue dentée
coil, serpentin ; stérilet
coitus, coït
cold, froid ; rhume
  – chain, chaîne du froid
  – sore, bouton de fièvre
colectomy, colectomie
colic, colique
coliform, coliforme
colitis, colite
collagen, collagène
collapse, collapsus
collapsed, collabé
collarbone, clavicule
collate, recueillir
collateral, collatéral
collection, collection ; prélèvement
colloboma, collobome
collodion, collodion
colloid, colloïde
colloquial, familier
coloboma, colobome
colon, côlon
colony, colonie
colostomy, colostomie
colostrum, colostrum
colotomy, colotomie
color, couleur
  – blindness, daltonisme
  – chart, échelle colorimétrique
colpitis, colpite ; vaginite
colpocele, colpocèle
colporrhaphy, colporraphie
colposcope, colposcope
colposcopy, colposcopie
colpotomy, colpotomie
column, colonne
coma, coma
comatose, comateux
comb, peigne
combination, association
come down with flu, attraper la grippe
comedo (comedones), comédon(s)
comfort, confort
command, ordre
commensal, commensal
comment, commentaire
commissura, commissure

commissural syndrome, déconnexion interhémisphérique (syndrome de)
commitment, engagement ; placement
common, commun ; courant
communicable disease, maladie transmissible
communication, communication
community (in the), ville (en)
community acquired, contracté en ville
community use, utilisation en ville
compact, concis
compartment, compartiment ; espace
compass, boussole ; compas
compatibility, compatibilité
compendium, recueil
compensation, compensation
compensatory hypertrophy, hypertrophie compensatrice
compete, entrer en compétition
complain, plaindre (se)
complaint, plainte ; réclamation
complement, complément
– **fixation test**, test de fixation du complément
complete, complet ; entier
– **blood count**, numération formule sanguine
complex, complexe
complexion, teint
compliance, compliance ; conformité ; observance
complicated, compliqué
complication, complication
complimentary, gratuit
comply, accepter
component, composant
compound, composé
– **fracture**, fracture ouverte
comprehension, compréhension
comprehensive, complet
compress, compresse
compression, compression
– **stockings**, bas de contention
compulsory, obligatoire
computer, ordinateur
computer-aided, assisté par ordinateur
computerized, informatisé
concavity, concavité
concentrate, concentré
concentration, concentration
concentric, concentrique
conception, conception
concern, préoccupation
concha , conque
concretion, calcul ; concrétion
concurrent, simultané
concussed, commotionné
concussion, commotion
condensation, condensation
condenser, condensateur
condition, état ; affection
conditioned reflex, réflexe conditionné
conditioning, conditionnement
condom, condom ; préservatif
conduct, conduite ; réaliser
conductance, conductance
conduction, conduction
conductor, conducteur
condyle, condyle
condyloma, condylome
cone, cône
confabulation, confabulation
confidence, confiance
– **interval**, intervalle de confiance
confinement, alitement ; internement
confirmed, avéré
conflict, conflit
conflicting, contradictoire
confusion, confusion
congenital, congénital ; inné
– **heart disease**, cardiopathie congénitale
congestion, congestion

congestive heart failure, insuffisance cardiaque congestive
congress, congrès
conization, conisation
conjugate, conjugué
 – diameter, conjugata ; diamètre promonto-rétropubien
conjunctiva, conjonctive
conjunctivitis, conjonctivite
connection, rapport ; relation
connective, conjonctif ; connectif
 – tissue disorders, maladie de système
consanguinity, consanguinité
conscious, conscient
consciousness (loss of), perte de connaissance
consent form, consentement éclairé
conservative, conservateur
consistent, cohérent ; compatible ; constant
consolidation, consolidation
constant, constante
constipation, constipation
constitutional, constitutionnel
constriction, constriction ; étranglement
consultant, chef de service
consumption, consommation ; consomption
contact, contact ; contage
 – lens, lentille de contact
contagious, contagieux
container, récipient
contaminated, contaminé
content, contenu ; teneur
contest, concours
contraception, contraception
contraceptive, anticonceptionnel ; contraceptif
 – pill, contraceptif oral
contraction, contraction
contracture, contracture
contraindication, contre-indication
contralateral, controlatéral
contrast medium, produit de contraste
control, contrôle ; lutte ; régulation ; témoin
controlled, équilibré
contusion, contusion
convalescence, convalescence
convection, convection
convenient, adapté ; pratique
convergence, convergence
conversion, conversion
convex, convexe
convolution, circonvolution
convulsion, convulsion
cool, frais
cooling, refroidissement
Coombs'test, test de Coombs ; test à l'antiglobuline
cope, faire face
copper, cuivre
copulation, copulation
copy, copier ; exemplaire, texte
copyright, droit d'auteur
cor pulmonale, cœur pulmonaire
coracoid, coracoïde ; coracoïdien
cord, corde ; cordon
 – compression, compression médullaire
cordless, sans fil
core, noyau ; partie centrale
 – of boil, bourbillon
cork handler's disease, subérose
corn, cor ; durillon
cornea, cornée
corneal, cornéen
corona dentis, couronne dentaire
coronal suture, suture coronale
coronary vessel, vaisseau coronaire
coroner, coroner
coronoid, coronoïde ; coronoïdien
corpse, cadavre
corpulence, corpulence
corpulency, corpulence

corpus, corps
  – **callosum**, corps calleux
  – **ciliare**, corps ciliaire
  – **luteum**, corps jaune
corpuscule, corpuscule
corrective, correctif
corrosive, corrosif
cortex, cortex
cortical, cortical
corticosteroid, corticostéroïde
corticotrophic, corticotrope
cortisol, cortisol
cortisone, cortisone
coryza, coryza
cosmetic, cosmétique
cost, coût
  – **containement**, maîtrise des coûts
  – **of living index**, indice du coût de la vie
costal, costal
cost-effectiveness, rapport coût-efficacité
costochondritis, costochondrite
cot, lit
  – **death**, mort subite du nourrisson
cotton wool, ouate
couch, canapé
cough, toux
cough-relieving, antitussif
coughing fit, quinte de toux
counseling, consultation ; orientation
count, compte ; numération
counter, compteur
countercurrent, contre-courant
counter irritation, révulsion
counting, comptage
coupling, couplage
course, cours ; évolution ; ligne de conduite ; traitement ; trajet
cover, couverture
coverage, couverture
cowpox, cow-pox ; vaccine
cow's milk, lait de vache
coxa, coxa ; hanche
coxalgia, coxalgie
crab louse, morpion ; pou du pubis
crack, fêlure
cracked lip, lèvre gercée
cradle, arceau ; berceau
cramp, crampe
cranial, crânien
cranioclast, cranioclaste
craniometry, craniométrie
craniopharyngioma, craniopharyngiome
craniostenosis, craniosténose
craniosynostosis, craniosynostose
craniotabes, craniotabès
craniotomy, craniotomie
cranium, crâne
crasis, crase
craving, désir obsédant
cream, crème
crease, pli
creatine, créatine
creatinine, créatinine
credits, générique d'un film
creep, ramper
creeping disease, myiase rampante cutanée
crenotherapy, crénothérapie ; cure thermale
crepe bandage, bande Velpeau
crepitus, crépitation
crescent, croissant
crest, crête
cretinism, crétinisme
crevice, crevasse
crib death, mort subite du nourrisson
cribriform, criblé ; cribriforme
cricoid, cricoïde ; cricoïdien
cripple, infirme ; invalide ; paralysé
crippling disease, maladie invalidante
crisis, crise
criteria, critère

critical, critique
crossed laterality, latéralité croisée
cross-eye, strabisme convergent
cross-immunity, immunité croisée
cross-infection, contagion secondaire ; infection surajoutée
cross-link, formation de ponts
cross-matching, compatibilité sanguine (épreuve de)
cross-over, croisement
cross-resistance, résistance croisée
cross-section, coupe transversale
crossing over, entrecroisement
croup, croup
crowding, surpeuplement
crown, couronne
crucial, crucial
cruciform, cruciforme
crude, brut ; grossier
crural, crural
crus, jambe ; pédoncule
crush syndrome, syndrome d'écrasement
crust, croûte
crutch paralysis, paralysie des béquillards
crutches, béquilles
cry, cri ; pleur
cryesthesia, cryesthésie
crying fit, crise de larme
cryoanalgesia, cryoanalgésie
cryosurgery, cryochirurgie
cryotherapy, cryothérapie
cryptorchism, cryptorchidie
crystalloid, cristalloïde
crystalluria, cristallurie
CSF, LCR
CTscan, tomodensitométrie
cubic millimeter, millimètre cube
cubicle, compartiment
cubitus, coude ; cubitus
cuddle, dorloter
cue, signal
cuff, manchon ; brassard ; poignet
cuffed tube, sonde à ballonnet
culdoscopy, culdoscopie
culprit, coupable
culture, culture
– **broth**, bouillon de culture
cumulative action, effet cumulatif
cuneiform, cunéiforme
cup, coupe ; tasse
cupping glass, ventouse
curare, curare
curative, curatif
curb costs, maîtriser les coûts
cure, guérison ; cure
curettage, curetage
curette, curette
curl, boucle
curled up position, position en chien de fusil
current, actuel ; courant
currently, actuellement
curtain, rideau
curve, courbe
cushion, coussinet
cusp, valve ; cuspide
cut, coupure ; couper
– **off**, limite
cutaneous, cutané
cuticle, cuticule
cutis, derme
cutting, section ; tranchant
cyanocobalamin, cyanocobalamine
cyanosis, cyanose
cycle, cycle
cyclical vomiting, vomissement acétonémique
cyclitis, cyclite
cyclodialysis, cyclodialyse
cycloplegia, cycloplégie
cyclothymia, cyclothymie
cyclotomy, cyclotomie
cyst, kyste
cystadenoma, cystadénome
cystectomy, kystectomie ; cystectomie

cystic, cystique ; kystique
– **duct**, canal cystique
– **fibrosis**, mucoviscidose
cysticercosis, cysticercose
cystinosis, cystinose
cystinuria, cystinurie
cystitis, cystite
cystocele, cystocèle
cystography, cystographie
cystolithiasis, cystolithiase ; calcul vésical
cystometry, cystométrie
cystoscope, cystoscope
cystostomy, cystostomie
cystotomy, cystotomie
cytochrome, cytochrome
cytogenetics, cytogénétique
cytology, cytologie
cytolysis, cytolyse
cytometer, cytomètre
cytopathic, cytopathogène
cytoplasm, cytoplasme
cytotoxic, cytotoxique
cytotoxin, cytotoxine
cytotrophoblast, cytotrophoblaste

D

dacryoadenitis, dacryoadénite
dacryocystitis, dacryocystite
dacryocystorhinostomy, dacryocystorhinostomie
dacryolith, dacryolithe
dactyl, doigt
dactylitis, dactylie ; dactylite
dactylology, dactylologie
daily, quotidien
 – **hospital charge**, prix de journée
daltonism, daltonisme
damage, altération ; lésion
damp, humide
damping, amortissement
dandruff, pellicules
dark adaptation, adaptation à l'obscurité
darwinism, darwinisme
dash, tiret
data, données
 – **backup**, sauvegarde informatique
 – **base**, banque de données
 – **file**, fichier de données
 – **processing**, traitement des données
 – **sheet**, monographie
date, date
 – **(make a)**, rendez-vous (donner un)
daughter, fille
day, jour
 – **light**, lumière du jour
 – **nursery**, crèche
 – **surgery**, chirurgie ambulatoire
daycare center, garderie
dead, mort
 – **birth**, mort-né
 – **space**, espace mort
 – **volume**, espace mort respiratoire
deadline, date limite
deadly, mortel
deaf, sourd
deaf-mute, sourd-muet
deafness, surdité
deal with, traiter un problème
deamination, désamination
death, décès ; mort
 – **rate**, taux de mortalité
 – **(sudden-)**, mort subite
debility, débilité
decade, décennie
decapitation, décollation ; décapitation
decapsulation, décapsulation
decay, décomposition
deceased, décédé
decerebrate, décérébré
 – **rigidity**, rigidité de décérébration
decibel (db), décibel (db)
decidua, caduque ; decidua
deciduous teeth, dents de lait
decision to forego resuscitation, décision de ne pas ranimer
decline, baisse ; déclin ; refuser
decompensation, décompensation
decomposition, décomposition
decompression, décompression
 – **sickness**, mal de décompression ; caissons (maladie des)
deconditioning, déconditionnement
decrease, diminution
decree, décret
decrement, décours ; diminution
decubitus ulcer, escarre
decussation, décussation

deep, profond
  – **reflex**, ostéotendineux (réflexe)
defecation, défécation ; exonération
defect, anomalie ; défaut ; tare
defibrillator, défibrillateur
defibrinated, défibriné
deficiency, carence ; déficit ; déficience ; insuffisance
  – **disease**, maladie par carence
deformity, déformation ; difformité
degeneration, dégénération ; dégénérescence
deglutition, déglutition
degradation, dégradation
dehydration, déshydratation
dehydrogenase, déshydrogénase
dejecta, excréments
dejection, déjection ; mélancolie
delay, délai ; retard
delayed insulin, insuline retard
delete, supprimer
deletion, délétion
delirium, confusion mentale
  – **tremens**, delirium tremens
deliver, livrer
delivery, accouchement ; délivrance
deltoid, deltoïde ; deltoïdien
delusion, délire ; hallucination
delusional, délirant
demand, exiger
demanding, contraignant
demarcation, démarcation
dement, dément
dementia, démence
demography, démographie
demulcent, adoucissant ; émollient
demyelinating disease, affection démyélinisante
denaturation, dénaturation
dendrite, dendrite
denervated, dénervé
dengue, dengue
denial, déni
density, densité
dental, dentaire ; dental
  – **calculus**, tartre dentaire
  – **decay**, carie dentaire
dentate, denté
  – **body**, olive cérébelleuse
dentin, dentine
dentist, dentiste
dentition, dentition ; denture
denture, dentier ; denture artificielle
denutrition, dénutrition
deny, nier
deodorant, déodorant ; désodorisant
deoxidation, désoxydation
deoxyribonucleic acid (DNA), désoxyribonucléique (acide) (ADN)
dependable, fiable
dependency, dépendance
dependent, personne à charge
depersonalization, dépersonnalisation
depilatory, dépilatoire
depletion, déplétion
deposit, dépôt ; précipité
depressant, dépresseur ; sédatif
depressed, déprimé
depression, dépression
deprivation, carence ; privation
depth, profondeur
derelict, abandonné ; délaissé
derivation, dérivation
derivative, dérivé
derma, derme
dermatitis, dermatite
dermatoglyphics, dermatoglyphes
dermatography, dermatographie
dermatologist, dermatologiste
dermatology, dermatologie
dermatome, dermatome ; rhizomère

dermatomycosis, dermatomycose
dermatomyositis, dermatomyosite
dermatophyte, dermatophyte ; dermaphyte
dermatosis, dermatose
dermis, derme
dermographia, dermographie
dermoid cyst, kyste dermoïde
descending, descendant
desensitization, désensibilisation
desiccation, dessiccation
design, schéma
desmoid, desmoïde
despite, malgré
desquamation, desquamation
detachment, décollement
detergent, détergent
deterioration, détérioration
determination, mise en évidence ; détermination
detoxication, désintoxication ; détoxication
detrimental, nocif
detritus, détritus
detrusor urinae, détrusor
deuteranomaly, deutéranomalie
development, développement
developmental milestones, développement psychomoteur
deviation, déviation
device, appareil ; dispositif ; stérilet
dexter, droit
dextran, dextran
dextrine, dextrine
dextrocardia, dextrocardie
dextrose, dextrose
dhobie itch, gale des blanchisseurs
diabetes, diabète
 – insipidus, diabète insipide
 – mellitus, diabète sucré
diabetic, diabétique
diabetogenic, diabétogène
diacetic acid, diacétique (acide)
diagnosis, diagnostic
diagnostic, diagnostique
diagram, graphique ; organigramme ; schéma
dial, composer un numéro
dialysis, dialyse
diameter, diamètre
diapedesis, diapédèse
diaper, couche de bébé
 – rash, érythème fessier du nourrisson
diaphoretic, diaphorétique
diaphragm, diaphragme
diaphragmatic hernia, hernie diaphragmatique
diaphysis, diaphyse
diarrhea, diarrhée
diarthrosis, diarthrose
diary, journal
diastase, diastase
diastole, diastole
diastolic, diastolique
diathermy, diathermie
diathesis, diathèse
dicrotic, dicrote
die, mourir
dielectric, diélectrique
diet, alimentation ; régime alimentaire ; diète
dietary, alimentaire
dietetics, diététique
dietitian, diététicien
differential, différentiel
 – leucocyte count, formule leucocytaire
diffraction, diffraction
diffusion, diffusion
digestion, digestion
digit, doigt
digital, numérique
 – camera, appareil de photo numérique
 – display, affichage numérique
digitalis, digitale
dilatation, dilatation
dilator, dilatateur
dilution, dilution

dimercaprol (BAL), dimercaprol (BAL)
dimmed, obscurci
dimple, fossette
dioptre, dioptrie
dioxide, dioxyde
diphtheria, diphtérie
diplegia, diplégie
diplococcus, diplocoque
diploid, diploïde
diplopia, diplopie
dipsomania, dipsomanie
dipstick, bandelette réactive
director, guide
dirty, sale
 – **linen**, linge sale
disability, incapacité ; invalidité
disabled, infirme
disabling illness, maladie invalidante
disaccharide, disaccharide ; diholoside
disagreement, désaccord
disappearance, disparition
disarticulation, désarticulation
discard, rejeter
discharge, décharge ; écoulement ; évacuation ; libération ; sortie de l'hôpital
discomfort, gêne
discontinuation, arrêt
discrepancy, désaccord ; divergence
discrete, discret
discussion, débat
disease, affection ; maladie ; mal
 – **outcome**, évolution de la maladie
dish, récipient ; antenne parabolique
disincentive, démotivation
disinfectant, désinfectant
disinfestation, désinfestation
disjunction, disjonction
disk, disque ; disquette
 – **drive**, lecteur de disquette
dislocation, luxation ; déboîtement ; dislocation
disorder, trouble ; atteinte
disorientation, désorientation
dispensing, délivrance de médicaments
displacement, déplacement
display, exposition ; présentation
disposable, usage unique (à), jetable
disposal, élimination
disproportion, disproportion
disprove, réfuter
disruption, rupture
dissecting aneurysm, anévrisme disséquant
dissection, dissection
disseminated, disséminé
 – **sclerosis**, sclérose en plaques
dissociation, dissociation
dissolution, dissolution
distal, distal
distant recurrence, récidive métastatique
distended, distendu
distichiasis, distichiase ; distichiasis
distillation, distillation
distorted, déformé
distress, détresse ; souffrance
distribution, répartition ; distribution
disturbance, perturbation ; trouble
disuse, abandon ; non-utilisation
diuresis, diurèse
diuretic, diurétique
diurnal, diurne
dive, plonger
diver, plongeur
diverticulitis, diverticulite
diverticulosis, diverticulose
diverticulum, diverticule
diving, plongée
divisible, sécable
division, division

dizygotic twins, jumeaux hétérozygotes
dizziness, vertige ; étourdissement
DNA, ADN
documented, démontré
dolor, douleur
dominant, dominant
donate organs, faire un don d'organe
donor, donneur
dopa reaction, dopa-réaction
dopamine, dopamine
dope, dopant
doping, dopage
dorsal, dorsal
 – **root**, racine dorsale
dorsiflexion, dorsiflexion
dorsum, dos
dosage, posologie ; dosage
dose, dose
 – **regimen**, posologie
dosing interval, intervalle entre les prises
dot, point ; tache
double, double
 – **vision**, diplopie
double-blind trial, essai en double aveugle
double-spaced, interligne double
doubtful, incertain
douche, lavage vaginal
Douglas 'pouch, cul-de-sac de Douglas
down, vers le bas
 – **regulation**, régulation négative
download, télécharger
downsize, dégraisser
Down's syndrome, trisomie 21 ; Down (syndrome de)
draft, potion ; courant d'air
 – **copy**, brouillon
drag, traîner
drain, drain ; mèche
drainage tube, drain
dramatic, spectaculaire
drape, champ opératoire
drastic, énergique ; radical
draught, potion ; courant d'air
drawback, inconvénient
drawer, tiroir
drawing, dessin
drawsheet, alèse
dream, rêve
drench, tremper
dress a wound, panser une plaie
dressing, pansement
dribble, baver
drift, dérivation
drill, foret ; perceuse ; fraise
drink, boire
drinking water, eau potable
drip, écoulement
 – **(intravenous)**, goutte-à-goutte
 – **stand**, potence
drive, conduite ; lecteur ; pulsion
driving, conduite automobile
drooping eyelid, ptose de la paupière
drop, goutte ; baisse
 – **by drop**, goutte-à-goutte
 – **foot**, pied tombant
 – **foot gait**, steppage
droplet infection, infection par aérosol
dropper, compte-gouttes
dropsy, hydropisie
drought, sécheresse
drowning, noyade
drowsiness, somnolence ; assoupissement
drowsy, somnolent
drug, médicament ; drogue
 – **addiction**, toxicomanie
 – **agency**, agence du médicament
 – **approval for marketing**, autorisation de mise sur le marché d'un médicament
 – **dependance**, pharmacodépendance

– **eruption**, toxidermie ; dermatite médicamenteuse
– **reaction**, réaction médicamenteuse
– **related**, médicamenteux
– **surveillance**, pharmacovigilance
– **trolley**, chariot à médicaments
– **withdrawal**, retrait du médicament
drug-fast, résistant aux médicaments
drumhead, membrane du tympan
drunken gait, démarche titubante
drunkenness, ébriété
dry, sec
– **ice**, neige carbonique
dryer, séchoir
drying stove, étuve
duct, canal ; conduit
ductless gland, glande endocrine
ductus, canal ; conduit
– **arteriosus**, canal artériel
dull, débile ; lent ; ennuyeux ; sourd
dullness, matité
dumb, muet
dumping syndrome, syndrome de chasse
duodenal, duodénal
duplication, dédoublement ; duplication
dura mater, dure-mère
duration, durée
dust, poussière
duty, devoir
– **(on)**, de garde
dwarf, nain
dye, colorant
dying, mourant
dying-back neuropathy, neuropathie avec dégénérescence rétrograde
dysarthria, dysarthrie
dyschezia, dyschésie
dyschondroplasia, dyschondroplasie
dyscoria, dyscorie
dysdiadocokinesia, dysdiadococinésie
dysentery, dysenterie
dysesthesia, dysesthésie
dysfunction, dysfonctionnement ; dysfonction
dyskinesia, dyskinésie
dyslalia, dyslalie
dyslexia, dyslexie
dysmenorrhea, dysménorrhée
dysostosis, dysostose
dyspareunia, dyspareunie
dyspepsia, dyspepsie
dysphagia, dysphagie
dysplasia, dysplasie
dyspnea, dyspnée
dystocia, dystocie
dystrophy, dystrophie
dysuria, dysurie

E

eager, curieux
ear, oreille
- **bone**, osselet
- **drum**, tympan
- **mold**, embout auriculaire
- **wax**, cérumen

earache, otalgie ; otite
ear-nose-throat (ENT), otorhinolaryngologie (ORL)
earlier, précédemment
early, précoce
earn, gagner de l'argent
earth, terre
ease, atténuer
easy, facile
eat, manger
eating disorder, trouble de l'alimentation
ebriety, ivresse
ecchondroma, ecchondrome
ecchymosis, ecchymose
Echinococcus, échinocoque
echocardiography, échocardiographie
echolalia, écholalie
eclampsia, éclampsie
ecmnesia, amnésie antérograde ; ecmnésie
ecology, écologie
ectasia, ectasie
ectoderm, ectoderme
ectogenous, exogène
ectopic, ectopique
- **pregnancy**, grossesse extra-utérine

ectrodactylia, ectrodactylie
eczema, eczéma
edema, œdème
edematous, œdémateux
edge, bord
editing, rédaction ; correction éditoriale ; montage
editor, rédacteur en chef
editor's note, note de la rédaction
eddy, tourbillon
education, enseignement
effect, action ; effet ; influence
effective, efficace
effector, effecteur
efferent, efférent
effervescent, effervescent
efficacious, efficace
efficiency, efficacité ; rendement
efficient, efficace
effleurage, effleurage
effluent, écoulement polluant
effort, effort
- **angina**, angor d'effort
- **syndrome**, asthénie neurocirculatoire

effusion, effusion ; épanchement
e.g., par exemple
egg, œuf
egocentric, égocentrique
ejaculation, éjaculation
elastic, élastique
elastin, élastine
elastosis, élastose
elation, exaltation
elbow, coude
elderly, personnes âgées
elective, électif ; facultatif
electrocardiogram (ECG), électrocardiogramme (ECG)
electrocardiophonography, électrophonocardiographie
electroconvulsive therapy, électrochoc
electrode, électrode
electroencephalogram (EEG), électroencéphalogramme (EEG)
electrolysis, électrolyse
electrolyte, électrolyte

electromagnetic, électromagnétique
electromotive force, force électromotrice
electromyography (EMG), électromyographie (EMG)
electron, électron
– **microscopy**, microscopie électronique
electrophoresis, électrophorèse
electroretinogram, électrorétinogramme
element, élément
elephantiasis, éléphantiasis ; lymphangite endémique tropicale
elevator, ascenseur ; élévateur
elimination, élimination
elixir, élixir
elsewhere, ailleurs
elusive, insaisissable
elution, élution
embolectomy, embolectomie
embolism, embolie
embolus, embole
embryo, embryon
embryology, embryologie
embryoma, embryome
embryopathy, embryopathie
embryotome, embryotome
embryotomy, embryotomie
emergence, apparition
emergency, urgence
– **buzzer**, sonnette
– **exit**, issue de secours
emesis, vomissement
emetic, émétique ; émétisant
emiction, miction
eminence, éminence
emission, émission
emmetropia, emmétropie
emollient, émollient
emotion, émotion
empathy, empathie
emphasis, accent
emphysema, emphysème
empiricism, empirisme
employment, emploi
empty, vide
emptying, vidange
empyema, empyème
emulsion, émulsion
enamel, émail
enarthrosis, énarthrose
encephalic, encéphalique
encephalitis, encéphalite
encephalocele, encéphalocèle
encephalography, encéphalographie
encephalomacia, encéphalomacie
encephalomyelitis, encéphalomyélite
encephalon, encéphale
encephalopathy, encéphalopathie
enchondroma, enchondrome
encopresis, encoprésie
encounter, rencontrer
encysted, enkysté
end, bout ; terminaison
– **organ**, terminaison d'un nerf afférent
– **plate**, plaque motrice
– **point**, point final ; aboutissement
– **stage**, étape terminale
endarteritis, endartérite
endemic, endémique
ending, terminaison
endocarditis, endocardite
endocervicitis, endocervicite
endocrine, endocrine
endocrinology, endocrinologie
endoderm, endoderme
endogenous, endogène
endolymph, endolymphe
endometrioma, endométriome
endometriosis, endométriose
endometritis, endométrite
endometrium, endomètre
endoneurium, endonèvre
endoplasmic reticulum, réticulum endoplasmique

endorphin, endorphine
endoscope, endoscope
endothelioma, endothéliome
endotoxin, endotoxine
endotracheal, endotrachéal
endow, doter
enema, lavement
energy, énergie
 – **balance**, bilan énergétique
 – **output**, dépense d'énergie
 – **transfer**, transfert d'énergie
enervating, amollissant ; énervant
engineer, ingénieur
engineering, génie
enhancement, augmentation
enkephalin, encéphaline
enlargement, augmentation de volume, agrandissement
enophthalmos, énophtalmie
enostosis, énostose
enrollment, inclusion ; inscription
ensiform cartilage, appendice xiphoïde
ensure, assurer de (s')
ENT, ORL
enteral feeding, alimentation parentérale
enterectomy, entérectomie
enteric, entérique ; intestinal
 – **fever**, fièvre typhoïde
enteritis, entérite
enterobiasis, oxyurose
enterocele, entérocèle
enterococcus, entérocoque
enterocolitis, entérocolite
enterokinase, entérokinase
enterolith, entérolithe
enteroptosis, entéroptose
enterostenosis, entérosténose
enterotomy, entérotomie
entitlement, droit
entrance, admission ; entrée
entrapment, prise au piège
 – **neuropathy**, syndrome canalaire
enucleation, énucléation
enuresis, énurésie
environment, environnement ; milieu ambiant
enzyme, enzyme
eosin, éosine
eosinophil, éosinophile
eosinophilia, éosinophilie ; acidophilie
ependyma, épendyme
ependymoma, épendymome
ephedrine, éphédrine
ephelis, éphélide ; tache de rousseur
epiblepharon, épiblépharon
epicardium, épicarde
epicondyle, épicondyle
epicondylitis, épicondylite
epicranium, épicrâne
epidemic, épidémie ; épidémique
epidemiology, épidémiologie
epidermis, épiderme
epidermolysis, épidermolyse
epidermophytosis, épidermophytose ; épidermophytie
epididymitis, épididymite
epididymo-orchitis, orchi-épididymite ; épididymo-orchite
epidural, épidural
 – **analgesia**, anesthésie péridurale
 – **hematoma**, hématome extradural
epigastrium, épigastre
epiglottis, épiglotte
epilation, épilation
epilepsy, comitialité ; épilepsie
epileptic seizure, crise épileptique
epileptiform, épileptiforme
epileptogenic, épileptogène
epileptogenous, épileptogène
epimenorrhea, polyménorrhée
epinephrine, adrénaline ; épinéphrine

epineurium, épinèvre ; périnèvre
epiphysis, épiphyse
 – **cerebri**, glande pinéale
epiphysitis, épiphysite
epiploon, épiploon
episcleritis, épisclérite
episiotomy, épisiotomie
epistaxis, épistaxis
epithelial, épithélial
 – **cast**, cylindre épithélial
epithelioma, épithéliome ; épithélioma
epithelium, épithélium
epithrochlea, épitrochlée
equal, égal
 – **opportunities**, égalité des chances
equilibrium, équilibre
equine gait, steppage
equipment, appareillage ; matériel
erect, debout ; droit
erectile, érectile
erector, érecteur
ergograph, ergographe
ergometer, ergomètre
ergonomics, ergonomie
ergosterol, ergostérol
ergotism, ergotisme
erosion, érosion
erotic, érotique
error, erreur
eructation, éructation
eruption, éruption
erysipelas, érysipèle
erysipeloid, érysipéloïde
erythema, érythème
 – **multiforme**, érythème polymorphe
 – **nodosum**, érythème noueux
erythroblast, érythroblaste
erythroblastosis fetalis, érythroblastose fœtale ; maladie hémolytique du nouveau-né
erythrocyanosis, érythrocyanose
erythrocyte, érythrocyte ; globule rouge ; hématie
 – **sedimentation rate**, vitesse de sédimentation (globulaire)
erythrocytopenia, érythrocytopénie
erythrocytosis, érythrocytose
erythroderma, érythrodermie
erythropoiesis, érythropoïèse
escape, échappement
eschar, escarre
eserine, ésérine
esophageal, œsophagien
esophagectomy, œsophagectomie
esophagitis, œsophagite
esophagoscopy, œsophagoscopie
esophagus, œsophage
esoteric, ésotérique
esotropia, ésotropie
essentiae, essence
essential, essentiel
estrogen, œstrogène ; estrogène
 – **replacement therapy**, traitement substitutif de la ménopause
ethanol, alcool éthylique
ethics, éthique
ethmoid, ethmoïde
ethnology, ethnologie
ethylism, éthylisme
etiology, étiologie
eugenics, eugénie ; eugénisme
eunuch, eunuque
euphoria, euphorie
euploid, euploïde
euthanasia, euthanasie
evacuation, évacuation
evaporation, évaporation
even, égal ; même
evening, soir
event, événement ; fait
eventration, éventration
eventually, finalement
eversion, éversion

every, chaque
– **day**, quotidien
– **other day**, tous les deux jours
evidence, mise en évidence ; preuve
evisceration, éviscération
evoked potential, potentiel évoqué
evolution, évolution
evulsion, évulsion
exacerbation, exacerbation
examination, examen
– **couch**, table d'examen
exanthema, exanthème
exceed, dépasser
excess, excès
exchange transfusion, exsanguino-transfusion
excipient, excipient
excision, excision
excisional biopsy, biopsie-exérèse
excitability, excitabilité
excitement, agitation
excoriation, excoriation
excrement, excrément
excreta, excreta
exemption from payment, exonération du ticket modérateur
exenteration, exentération
exercise, effort ; exercice
– **test**, épreuve d'effort
exercise-induced dyspnea, dyspnée d'effort
exfoliation, exfoliation
exfoliative cytology, cytologie exfoliative
exhaust fumes, gaz d'échappement
exhausted, épuisé
exhausting, épuisant
exhibition, exposition
exhibitionism, exhibitionnisme
exhumation, exhumation
exogenous, exogène
exomphalos, exomphalos ; exomphale
exostosis, exostose
exotoxin, exotoxine
expand, développer
expandable, extensible
expansion, ampliation ; expansion
expect, attendre ; bébé (attendre un)
expectorant, expectorant
expectoration, expectoration
expenditure, dépense
expense bill, note de frais
experiment, expérience ; essai ; expérimentation
experimental, expérimental
expiration date, date de péremption
expiratory, expiratoire
– **flow rate**, débit expiratoire
– **reserve volume**, volume de réserve expiratoire ; air de réserve
exploration, examen ; exploration
exposure, exposition
expression, expression
expulsion, expulsion
– **of placenta**, délivrance
extended, étendu ; prolongé
extension, extension ; délai supplémentaire
extensive, large ; étendu
extensor, extenseur
external, externe
extirpate, extirper
extracapsular, extracapsulaire
extracellular, extracellulaire
extract, extrait
extrapyramidal tract, voie extrapyramidale
extrasystole, extrasystole
extrauterine pregnancy, grossesse extra-utérine
extravasation, épanchement ; extravasation
extremity, extrémité
extrinsic, extrinsèque
extrovert, extroverti

exudate, exsudat
exudation, exsudation
eye, œil
  – **drops**, collyre
  – **lotion**, collyre
eyeball, globe oculaire
eyebrow, sourcil
eyeground, fond d'œil
eyelash, cil
eyelid, paupière
eyesight, vision

F

fab, fragment
fabric, étoffe
face, face ; figure
– **ague**, névralgie essentielle du trijumeau
– **presentation**, présentation de la face
facet, facette
facial, facial
– **nerve**, facial (nerf)
– **paralysis**, paralysie faciale
facies, faciès
facilities, toilettes ; infrastructure
facility, aptitude ; établissement
factor, facteur
factory, usine
facultative, facultatif
faculty, faculté ; pouvoir ; enseignants
fail, faire défaut ; échouer
failing this, défaut (à)
failure, échec ; insuffisance
faint, évanouissement ; syncope
fair, juste
fair-haired, blond
fairness, équité
falciform, falciforme
fall, chute
fallen arches, affaissement de la voûte plantaire
false, faux
– **passage**, fausse route
– **teeth**, dentier
falx cerebri, faux du cerveau
familial, familial
family, famille
– **allowance**, allocations familiales
– **history**, antécédents familiaux
– **planning**, planing familial
fan, ventilateur ; éventail
fan-wise spreading of the toes, écartement en éventail des orteils
fanaticism, fanatisme
fantasy, fantasme
far, loin
faradism, faradisation
farmer's lung, poumon du fermier
farsightedness, presbytie
fart, pet
fascia, aponévrose ; fascia
fascicle, faisceau ; fascicule
fasciculation, fasciculation
fast, jeûne ; rapide
– **forward**, avance rapide
– **muscle fibers**, fibres musculaires rapides
fast-acting, action rapide (à)
fasten, rattacher
fastidious, difficile
fasting, jeun (à) ; jeûne
fat, graisse ; matière grasse
– **cell**, adipocyte
– **embolism**, embolie graisseuse
– **soluble**, liposoluble
fatal, fatal ; mortel
fatality, accident mortel
fate, destin ; sort
father, père
fatigue, fatigue ; surmenage
fatness, adiposité
fatty, graisseux ; gras
– **acid**, acide gras
– **degeneration**, dégénérescence graisseuse
fault, défaut ; point faible
faulty, défectueux
favism, favisme
favus, favus
fear, crainte
feasible, possible

feature, caractéristique
febrile, fébrile
fecal impaction, fécalome
feces, fèces ; selles
fecundation, fécondation
fecundity, fécondité
fee, honoraires
fee-for-service, paiement à l'acte
feeble, faible
 – minded, arriéré ; débile
feed, alimentation ; nourriture
feedback, rétroaction ; rétrocontrôle
feeding, alimentation
 – behavior, comportement alimentaire
feel, ressentir
feeling, sensation ; sentiment
feet (s. foot), pieds
female, femelle ; femme
femoral, crural ; fémoral
 – nerve, crural (nerf) ; fémoral (nerf)
 – triangle, triangle de Scarpa
femur, fémur
fenestra, fenêtre
fermentation, fermentation
fertility, fertilité
fertilization, fertilisation
fester, suppurer
festinating gait, démarche festinante
fetal, fœtal
 – distress, souffrance fœtale
fetichism, fétichisme
fetor, puanteur
fetus, fœtus
fever, fièvre
feverish, fiévreux
fiber, fibre ; faisceau
fibrillation, fibrillation
fibrin, fibrine
fibroadenoma, adénofibrome ; fibroadénome
fibroblast, fibroblaste
fibrocartilage, fibrocartilage
fibrochondritis, fibrochondrite
fibrocystic disease, mucoviscidose
fibroelastosis, fibro-élastose
fibroid, fibreux ; fibrome utérin
fibroma, fibrome
fibromyoma, fibromyome
fibrosarcoma, fibrosarcome
fibrosis, fibrose
fibrositis, fibrosite
fibrous, fibreux
fibula, fibula ; péroné
fidget, agiter (s') continuellement
field of vision, champ visuel
field (in the), terrain (sur le)
fierce, féroce
fight, combat
 – reaction, réaction
figure, image
filament, filament
filaria, filaire
file, dossier ; fichier
filiform, filiforme
filing, classement ; archivage
fill in, remplir un dossier
filling, remplissage ; plombage
filter, filtre
filtration, filtration
filum, filament ; filum
 – terminale, filum terminale
fimbria, fimbria ; frange
finding, découverte ; résultat
fine, fin ; amende
finger, doigt
fingerprint, empreinte digitale
fingerstall, doigtier
fingertip, bout du doigt
fingerstick device, appareil autopiqueur
fire, feu
fireproof, ignifuge
firing, décharge ; licenciement
firm, solide
first, premier
 – aid, premiers secours

– **line**, premier choix ; de première intention
– **name**, prénom
fish, poisson
fissure, fente ; fissure ; crevasse ; scissure
fist, poing
fistula, fistule
fit, accès ; attaque ; adapter ; équiper
fitful, irrégulier
fitness, aptitude ; état de santé
fitting, ajustement
fixation, contention ; fixation
flabby, flasque ; mou
flaccid, flasque
flagellation, flagellation
flagellum, flagelle
flail chest, volet costal
flame photometer, photomètre à flamme
flap, lambeau
flare, érythème ; poussée
flash, éclair
flask, fiole
flat, plat
– **fee**, somme forfaitaire
– **record**, tracé plat
– **screen**, écran plat
flatfoot, pied plat
flatten, aplatir
flatulence, flatulence ; météorisme
flatus, flatuosité
flatworm, plathelminthe
flavor, saveur ; goût
flaw, défaut ; point faible
flea, puce
flesh, chair
flexion, flexion
flexor, fléchisseur
flexure, angle ; courbure ; flexion
flight, fuite ; vol
– **reaction**, réaction de fuite
floating, flottant
flood, inondation
– **light**, projecteur
flooding, hémorragie utérine
floor, plancher
floppy, flasque
– **disk**, disquette
– **mitral valve syndrom**, ballonnement de la valve mitrale
flow, débit ; écoulement ; flux
flow-volume loop, boucle débit-volume
flu, grippe
fluctuation, fluctuation
fluid, liquide
– **intake**, apport hydrique
fluke, douve ; trématode
fluoresceine, fluorescéine
fluorescent screen, écran fluorescent
fluorescent antibody test, réaction d'immunofluorescence
fluoridation, fluoration
fluorine, fluor
fluoroscopy, fluoroscopie
flush, bouffée de chaleur ; rougeur ; justifié
flutter, flutter ; palpitation
flux, flux
fluxion, fluxion
fly, mouche
foam, mousse ; spume
focus, foyer ; focus
focusing, mise au point
foil survival blanket, couverture de survie
fold, pli
– **(suffixe)**, fois
folder, dossier ; répertoire
folic acid, folique (acide)
folk medicine, médecine populaire
follicle, follicule
– **stimulating hormone (FSH)**, folliculostimulante (hormone) (FSH)
follicular, folliculaire
follow-up, suivi
fontanelle, fontanelle

food, aliment ; nourriture
  – **intake**, apport alimentaire
  – **poisoning**, intoxication alimentaire ; toxicose alimentaire
  – **value**, valeur nutritive
foodstuff, denrée alimentaire
foot (pl. feet), pied (0,305 m)
foot and mouth disease, fièvre aphteuse
footer, bas de page
footnote, note de bas de page
foramen, foramen ; orifice ; trou
  – **magnum**, trou occipital
  – **ovale**, trou de Botal
force, force
forced expiratory volume/ second (FEV1), volume expiratoire maximal/ seconde (VEMS)
forceps, clamp ; forceps ; pince
forearm, antebrachium ; avant-bras
  – **crutch**, canne anglaise
forebrain, cerveau antérieur
forecast, prévision
forefather, aïeul
forefinger, index
foreground, premier plan
forehead, front
foreign, étranger
  – **body**, corps étranger
forensic, juridique ; légal ; médico-légal
  – **medicine**, médecine légale
foreskin, prépuce
foreword, avant-propos
fork, fourchette
form, forme ; formulaire
  – **to fill out**, questionnaire à remplir
formal, formel ; officiel
former, ancien
formication, fourmillement
formula, formule
formulary, formulaire
formulation, forme galénique
fornix, fornix ; trigone
fortnightly, bimensuel
forwards, avant (en)
fossa, fosse
foster home, foyer d'accueil
foster parents, parents nourriciers
foul, nauséabond
fourth, quatrième
fovea, fovea
fowl, volaille
fraction, fraction
fracture, fracture
fragilitas ossium, fragilité osseuse
fragility, fragilité
framboesia, pian
frame, cadre
framework, cadre ; charpente ; structure
freckle, éphélide ; tache de rousseur
free, libre
  – **fatty acid**, acide gras libre
  – **healthcare**, gratuité des soins
  – **of**, dépourvu de
  – **of charge**, gratuitement
  – **screening**, dépistage gratuit
  – **water**, eau libre
freedom, liberté
freeware, logiciel gratuit
freeze-drying, lyophilisation
freeze frame, arrêt sur image
freezing, congélation
fremitus, frémissement
french data sheet compendium, dictionnaire Vidal
frenulum, frein
frenum, frein
frequency, fréquence
fresh, frais
freudian, freudien
friction, friction
  – **sound**, frottement
frigidity, frigidité
frog, grenouille
  – **in one's throat (to have)**, chat dans la gorge (avoir un)
from, de ; provenance de (en)

front, devant ; front
– page, première page ; « une »
frontal, frontal
frost, givre
frostbite, gelures
frothy, écumeux
frozen, gelé
fructose, fructose
fructosuria, fructosurie ; lévulosurie
FTA-test, anticorps tréponémiques fluorescents (test aux) (test FTA)
full, complet ; plein
full-blown disease, maladie constituée
full-fledged, part entière (à)
full-term, terme (à)
full-time, temps complet (à)
fulminating, foudroyant
fumes, émanations ; vapeurs
fumigation, fumigation
function, fonction
functional disorder, trouble fonctionnel
fundamental, fondamental
funded pension, retraite par capitalisation
funding, financement
fundus, fond ; fundus
fungicide, fongicide
fungus, champignon
funiculi of the spinal cord, cordons de la moelle spinale
funiculitis, funiculite
funis, cordon
funnel chest, thorax en entonnoir
furrow, sillon
further, complémentaire
furuncle, furoncle
furunculosis, furonculose
fuse, fusible ; fondre
fusiform, fusiforme

G

gag, ouvre-bouche
  – reflex, réflexe nauséeux
gain, augmentation
gait, démarche
galactocele, galactocèle
galactorrhea, galactorrhée
galactose, galactose
galactosemia, galactosémie
gall, bile
gallbladder, vésicule biliaire
gallon, gallon (3,78 L aux États-Unis et 4,54 L en GB)
gallop rhythm, galop (bruit ou rythme de)
gallstone, calcul biliaire
galvanism, galvanisme
galvanometer, galvanomètre
gamete, gamète
gamma ray, rayon gamma
gammaglobulin, gammaglobuline
ganglion, ganglion nerveux
ganglionectomy, gangliectomie
gangrene, gangrène
gap, trou
  – junction, jonction communicante
gaping, béant
garbage, ordure
gargle, gargarisme
gargoylism, gargoylisme
garment, vêtement
garrot, garrot
gas, gaz
  – gangrene, gangrène gazeuse
  – propellent-, gaz propulseur
gaseous, gazeux
gasket, joint
gasoline, essence
gastrectomy, gastrectomie
gastric, gastrique
  – juice, suc gastrique
  – lavage, lavage gastrique
gastrin, gastrine
gastritis, gastrite
gastrocele, gastrocèle
gastrocnemius , jumeaux de la jambe (muscles) ; gastrocnemius (muscle)
gastrocolic reflex, réflexe gastro-colique
gastroenteritis, gastro-entérite
gastroenterostomy, gastro-entérostomie
gastrointestinal tract, tube digestif
gastrojejunostomy, gastrojéjunostomie
gastrolysis, gastrolyse
gastropexy, gastropexie
gastroptosis, gastroptose
gastroscope, gastroscope
gastrostomy, gastrostomie
gastrulation, gastrulation
gate, porte ; portillon
  – control, contrôle de porte
gatekeeper, médecin régulateur
gather, rassembler
gauge, calibre ; jauge
gauze, gaze
gavage, gavage
gaze, regard
Geiger counter, compteur Geiger
gel, gel
gelatin, gélatine
gender analysis, données en fonction du sexe
gene, gène
general, général
  – practitioner, médecin généraliste
generation, génération
genetic, génétique

genetically modified food, alimentation génétiquement modifiée
genetics, génétique
geniculate, géniculé
 – **body**, corps géniculé
 – **ganglion**, ganglion géniculé
genitalia, génitaux (organes)
genome, génome
genotype, génotype
gentian violet, violet de gentiane ; pyocyanine bleue
gentle, doux
genu, genou ; genu
genupectoral position, position genu-pectorale
geriatrics, gériatrie
germ, germe
German measles, rubéole
germ-free, axénique ; sans germe
germicide, germicide
gerontology, gérontologie
gestation, gestation ; grossesse
giant, géant
giardiasis, giardiase
giddiness, étourdissement ; vertiges
gift, cadeau
gigantism, gigantisme
gingival, gingival
gingivitis, gingivite
ginglymus, ginglyme
girdle, ceinture
girth, circonférence ; tour (de poitrine ou de taille)
give, donner
 – **up**, abandonner
giver, donneur
glabella, antinion ; glabelle
glairy, glaireux ; visqueux
glance, coup d'œil
gland, glande
glanders, morve
glandular fever, mononucléose infectieuse
glans, gland
glare, éblouissement
glass, verre
glasses, lunettes
glaucoma, glaucome
glenoid, glénoïde
glia, névroglie
glioma, gliome
gliomyoma, gliomyome
glitter, éclat
global warming, réchauffement climatique
globulin, globuline
globus pallidus, pallidum
glomerulonephritis, glomérulonéphrite
glomerulus, glomérule
glomus tumor, glomique (tumeur) ; glomangiome
gloss, brillant
glossa, langue
glossal, lingual
glossectomy, glossectomie
glossitis, glossite
glossodynia, glossodynie
glossopharyngeal, glossopharyngien
glossoplegia, glossoplégie
glossy, luisant
glottis, glotte
glove, gant
 – **anesthesia**, anesthésie en gant
glucagon, glucagon
glucocorticoids, glucocorticoïdes
glucose, glucose
 – **lowering**, hypoglycémiant
 – **tolerance test**, hyperglycémie provoquée (test d')
glue, colle
 – **ear**, otite moyenne adhésive
 – **sniffing**, toxicomanie à la colle
gluteal, fessier ; glutéal
gluten, gluten
gluteus muscle, fessier (muscle) ; gluteus (muscle)
glycemia, glycémie

glycerin, glycérine
glycine, glycine
glycogen, glycogène
glycogenesis, glycogenèse
glycogenolysis, glycogénolyse
glycolysis, glycolyse
glycoprotein, glycoprotéine
glycosuria, glycosurie
gnat, moucheron
gnathic, gnathique ; mandibulaire
goal, but ; objectif
– **setting**, établissement des objectifs
goblet cells, cellules caliciformes
goggles, lunettes de protection
goiter, goitre
gold, or
gonad, gonade
gonadal dysgenesis, dysgénésie gonadique
gonadotrophic, gonadotrophique
gonadotrophin, gonadotrophine
gonococcus, gonocoque
gonorrhea, blénorragie ; gonorrhée
goods, denrées ; marchandises
goose pimples, chair de poule
gouge, gouge
gout, goutte
government publication, publication officielle
gown, robe ; blouse
grade, degré ; rang
gradient, gradient
grading, classement
gradual, progressif
graduate, diplomé
graft, greffe ; greffon ; transplantation
grafting, transplantation
gram, gramme
grant, subvention ; accorder
– **a marketing license**, accorder une AMM
granular, granulaire
– **layer**, stratum granulosum
granulation tissue, bourgeon charnu
granule, granule
granulocyte, granulocyte
granuloma, granulome
granulomatosis, granulomatose
graph, graphe
grasp reflex, réflexe de préhension
grasping, agrippement ; préhension
gratification, satisfaction
gratuity, pourboire
gravel, gravier ; gravelle
Graves' disease, Basedow (maladie de)
gravid, enceinte ; gravide
gravity, gravité ; poids
gray matter, substance grise
greater, plus grand
greenhouse gas, gaz à effet de serre
greenstick fracture, fracture en bois vert
grid, grille
grief, chagrin
grieving, deuil
grim, sévère ; sinistre
grinders' disease, silicose
grip, poigne
– **strength**, force de préhension
gripes, coliques
grippe, grippe
groan, gémir
groin, aine
grommet, yoyo
groove, gouttière ; sillon
grooved director, sonde cannelée
gross, macroscopique ; brut
– **domestic product**, produit intérieur brut
ground , sol ; broyé
– **floor**, rez-de-chaussée
– **glass**, verre dépoli
group, groupe

growing pain, douleur de croissance
grown up, adulte
growth, croissance
  – **factor**, facteur de croissance
  – **rate**, taux de croissance
grunting, grognement
guardianship, tutelle
guarding, défense musculaire
guiac, gaïac
guidance, orientation
guideline, recommandation
guineapig, cobaye
guineaworm, filaire de Médine ; ver de Guinée
gullet, œsophage
gum, gencive
gumboil, abcès alvéolaire ; abcès gingival
gumma, gomme
gunshot wound, blessure par arme à feu
gurgling, gargouillement
gustatory, gustatif
gut, intestin
gynecology, gynécologie
gynecomastia, gynécomastie
gyrus, circonvolution ; gyrus ; pli

H

habit, habitude
hair, cheveu ; poil
  – **ball**, trichobézoard
  – **cell**, cellule ciliée
  – **follicle**, follicule pileux
  – **loss**, alopécie
hairy, pileux ; poilu ; velu
half, demi ; moitié
  – **cast**, métis
  – **life**, demi-vie ; période
  – **yearly**, semestriel
halitosis, halitose
hallucination, hallucination
hallucinogen, hallucinogène
hallux, hallux ; orteil
halogen, halogène
hamartoma, hamartome
hamate bone, crochu du carpe (os)
hammer toe, orteil en marteau
hand, main
hands-free, mains libres
handicapped, handicapé
handkerchief, mouchoir
handle, manche
handling, manipulation
handrim wheelchair, fauteuil roulant à main courante
handy, commode
hanging, pendaison
hangnail, envie de l'ongle
haploid, haploïde
hapten, haptène ; partigène
harassment, harcèlement
hard, dur
  – **disk**, disque dur
  – **of hearing**, malentendant
hardware, matériel informatique
hardening, durcissement
harelip, bec-de-lièvre
harmful, nocif
harmless, anodin ; inoffensif
harmlessness, innocuité
harmstrings, ischio-jambiers
harsh, agressif ; important ; rude ; sévère
harvesting, prélèvement
hay fever, coryza spasmodique ; rhume des foins
hazard, risque
hazardous, dangereux
hazy, flou
head, tête
  – **injury**, traumatisme crânien
  – **nurse**, surveillante
  – **phone**, casque
  – **to tail**, tête-bêche
headache, céphalée
headline, titre
headquarters, siège
healing, cicatrisation ; consolidation ; guérison
health, santé
  – **check**, bilan de santé
  – **file**, dossier médical
  – **insurance**, assurance maladie
  – **insurance card**, carte d'assuré social
  – **occupations**, professions de santé
healthcare, soins médicaux
  – **expenditure**, dépenses de santé
healthy, bien portant
hearing, audition ; ouïe
  – **aid**, prothèse auditive ; prothèse acoustique
  – **loss**, surdité
heart, cœur
  – **beat**, battement cardiaque
  – **block**, bloc cardiaque
  – **burn**, brûlure gastrique
  – **disease**, cardiopathie

- **failure**, insuffisance cardiaque
- **lung machine**, cœur-poumon artificiel
- **murmur**, souffle cardiaque
- **rate**, fréquence cardiaque

heat, chaleur
- **exhaustion**, épuisement par la chaleur
- **loss**, perte de chaleur
- **stroke**, coup de chaleur
- **wave**, canicule

heating, chauffage
heavy, lourd
hebephrenia, hébéphrénie
Heberden's node, nodosité d'Heberden
hectic, hectique
hedonism, hédonisme
heel, talon
- **bone**, calcanéum
- **to knee test**, épreuve talon-genou

hefty, important
height, hauteur ; taille
heliotherapy, héliothérapie
helium, hélium
helix, hélice ; hélix
helmet, casque
helminth, helminthe
helminthagogue, anthelminthique
helminthiasis, helminthiase
helminthology, helminthologie
help, aide
helpful, utile
hemagglutinin, hémagglutinine
hemangioma, hémangiome
hemarthrosis, hémarthrose
hematemesis, hématémèse
hematin, hématine ; ferroporphyrine
hematinic, hématinique
hematocele, hématocèle
hematocolpos, hématocolpos
hematocrit, hématocrite
hematology, hématologie
hematoma, hématome
hematometra, hématomètre ; hématomètrie
hematomyelia, hématomyélie
hematoporphyrin, hématoporphyrine
hematosalpinx, hématosalpinx
hematoxylin, hématoxyline
hematozoa, hématozoaire
hematuria, hématurie ; hématurèse
heme, hème
hemeralopia, héméralopie
hemianopsia, hémianopsie
hemiatrophy, hémiatrophie
hemiballismus, hémiballisme
hemicolectomy, hémicolectomie
hemicrania, hémicrânie
hemiparesia, hémiparésie
hemiplegia, hémiplégie
hemisphere, hémisphère
hemizygous, hémizygote
hemochromatosis, hémochromatose
hemoconcentration, hémoconcentration
hemocytometre, hémocytomètre
hemodialysis, hémodialyse
hemoglobin, hémoglobine
hemoglobinometer, hémoglobinomètre
hemoglobinuria, hémoglobinurie
hemolysin, hémolysine
hemolysis, hémolyse
hemolytic, hémolytique
- **anemia**, anémie hémolytique

hemopericardium, hémopéricarde
hemoperitoneum, hémopéritoine
hemophilia, hémophilie
hemophiliac, hémophile
hemophilic arthropathy, arthropathie des hémophiles
hemophthalmia, hémophtalmie
hemopoiesis, hémopoïèse

hemopoietin, hémopoïétine
hemoptysis, hémoptysie
hemorrhage, hémorragie
hemorrhoidectomy, hémorroïdectomie
hemorrhoids, hémorroïdes
hemostasis, hémostase
hemostatic, hémostatique
hemothorax, hémothorax
hence, d'où
Henoch purpura, purpura rhumatoïde
hepar, foie
heparin, héparine
hepatectomy, hépatectomie
hepatic, hépatique
– **cell**, hépatocyte
– **ducts**, voies biliaires
hepatitis, hépatite
hepatization, hépatisation
hepatocele, hépatocèle
hepatolenticular, hépatolenticulaire
hepatoma, hépatome
hepatomegaly, hépatomégalie
hepatosplenomegaly, hépatosplénomégalie
herbal medicine, phytothérapie
hereditary, héréditaire
– **spherocytosis**, microsphérocytose héréditaire ; Minkowski-Chauffard (maladie de)
heredity, hérédité
hermaphrodite, hermaphrodite
hermetic, hermétique
hernia, hernie
herniated disk, hernie discale
hernioplasty, hernioplastie
herniorrhaphy, herniorraphie
herniotomy, herniotomie
heroin, héroïne
herpangina, angine herpétiforme ; herpangine
herpes, herpès
– **zoster**, zona
– **zoster oticus**, zona otitique
herpetic, herpétique
herpetiform, herpétiforme
heterogenous, hétérogène
heterograft, hétérogreffe
heterologous, hétérologue
heterophoria, hétérophorie
heterotropia, hétérotropie
heterozygous, hétérozygote
hiatus, hiatus ; orifice ; ouverture
– **hernia**, hernie hiatale
hiccough, hoquet
hiccup, hoquet
hidradenitis, hidradénite ; hidrosadénite
hidrosis, hidrose
high, élevé ; haut
highlight, mettre en lumière
hilar, hilaire
hilum, hile
hind, postérieur
hindbrain, cerveau postérieur
hindquarters, arrière-train
hinge, charnière
hip, hanche
– **bone**, iliaque (os)
– **girdle**, ceinture pelvienne
– **girth**, tour de hanches
– **joint**, articulation coxofémorale
– **replacement**, prothèse de hanche
hippocampus, hippocampe
hippocratic, hippocratique
– **oath**, serment d'Hippocrate
hirsutism, hirsutisme
His bundle, faisceau de His
hissing, chuintement
histamine, histamine
histidine, histidine
histiocyte, histiocyte
histochemistry, histochimie
histogenesis, histogenèse
histology, histologie
histoplasmosis, histoplasmose
history, antécédents
– **taking**, interrogatoire

hit, frapper
HIV, VIH
hives, urticaire
hoarse, enroué ; rauque
hobby, loisir
hobnail liver, foie clouté
hoist, lève-personne
hold, tenir
- **one's breath**, retenir son souffle

hole, trou
hollow, creux
home, domicile
- **care**, soins à domicile
- **visit**, visite à domicile

homebound, confiné à la maison
homeless, sans-abri
homeopathy, homéopathie
homeostasis, homéostasie
homeothermal, homéotherme
homicide, homicide
homing, voyage de retour
homogeneous, homogène
homograft, allogreffe ; homogreffe
homolateral, homolatéral ; dimidié
homologous, homologue
homosexuality, homosexualité
homozygous, homozygote
honey, miel
hook, crochet
hooklike, unciforme
hookworm, ankylostome
hop, sauter à cloche-pied
hordeolum, orgelet
hormone, hormone
- **replacement therapy**, traitement hormonal substitutif

horn, corne
horseshoe kidney, rein en fer à cheval
hose, collant
hospital, hôpital
- **bill settlement**, règlement des frais hospitaliers

host, hôte
hosting, hébergement
hot, chaud
- **flush**, bouffée de chaleur

hotline, service d'assistance téléphonique
hotwater bottle, bouillotte
hourglass contraction, contraction en sablier
house call, visite à domicile
household, ménage
housing, hébergement
- **allowance**, allocation logement

huge, énorme
human, humain
- **immunodeficiency virus (HIV)**, virus de l'immunodéficience humaine (VIH)

humerus, humérus
humidity, humidité
humor, humeur
hump, bosse
hunchback, gibbosité
hunger, faim
- **pain**, faim douloureuse

hurdle, enjamber
husky, rauque
hyaline, hyalin
hyaloid, hyaloïde
hybrid, hybride
hydarthrosis, hydarthrose
hydatid cyst, kyste hydatique
hydatiform, hydatiforme
hydration, hydratation
hydrocarbon, hydrocarbure
hydrocele, hydrocèle
hydrocephalus, hydrocéphalie
hydrochloric acid, chlorhydrique (acide)
hydrochloride, chlorhydrate
hydrocortisone, hydrocortisone
hydrogen, hydrogène
hydrolysis, hydrolyse
hydrometer, hydromètre
hydrometra, hydrométrie
hydronephrosis, hydronéphrose

hydropathic, hydropathique
hydropericardium, hydropéricarde
hydroperitoneum, hydropéritoine
hydrophobia, hydrophobie
hydropneumothorax, hydropneumothorax
hydrops, hydropisie
  – fetalis, anasarque fœtoplacentaire
hydrosalpinx, hydrosalpinx
hydrotherapy, hydrothérapie
hydrothorax, hydrothorax
hygiene, hygiène
hygroma, hygroma
hygrometer, hygromètre
hygroscopic, hygroscopique
hymen, hymen
hymenotomy, hyménotomie
hyperacidity, hyperacidité
hyperactivity, hyperactivité
hyperalgesia, hyperalgésie
hyperbaric, hyperbare
  – chamber, caisson hyperbare
hyperbilirubinemia, hyperbilirubinémie
hypercalcemia, hypercalcémie
hypercapnia, hypercapnie
hyperchlorhydria, hyperchlorhydrie
hypercholesterolemia, hypercholestérolémie
hyperchromia, hyperchromie
hyperemia, hyperémie ; hyperhémie
hyperesthesia, hyperesthésie
hyperexcitability, hyperexcitabilité
hyperextension, hyperextension
hyperflexion, hyperflexion
hyperglycemia, hyperglycémie
hypergonadism, hypergonadisme
hyperhidrosis, hyperhidrose ; hyperéphidrose
hyperkalemia, hyperkaliémie
hyperkeratosis, hyperkératose
hyperkinesis, hyperkinésie
hyperlink, lien hypertexte
hyperlipemia, hyperlipémie
hyperlipoproteinemia, hyperlipoprotéinémie
hypermetropia, hypermétropie
hypermnesia, hypermnésie
hypermobility, hypermobilité
hypermyotonia, hypermyotonie
hypernatremia, hypernatrémie
hypernephroma, hypernéphrome
hyperonychia, hyperonychose
hyperostosis, hyperostose
hyperparathyroidism, hyperparathyroïdie
hyperphagia, hyperphagie
hyperphoria, hyperphorie
hyperpiesis, hypertension
hyperpituitarism, hyperpituitarisme
hyperplasia, hyperplasie
hyperpnea, hyperpnée
hyperpyrexia, hyperpyrexie
hypersecretion, hypersécrétion
hypersensitive, hypersensible
hypersensitivity, hypersensibilité
hypersplenism, hypersplénisme
hyperstimulation, hyperstimulation
hypertension, hypertension
hyperthermia, hyperthermie
hyperthymia, hyperthymie
hyperthyroidism, hyperthyroïdie
hypertonia, hypertonie
hypertonic, hypertonique
hypertrichosis, hypertrichose
hypertrophy, hypertrophie
hyperventilation, hyperventilation
hypervolemia, hypervolémie
hyphen, trait d'union
hypnosis, hypnose
hypnotic, hypnotique ; somnifère
hypo-, hypo-
hypocalcemia, hypocalcémie

hypochlorhydria, hypochlorhydrie
hypochondriac, hypocondriaque
hypochondriasis, hypocondrie
hypochondrium, hypocondre
hypochromic, hypochrome
hypodermic, hypodermique
hypoesthesia, hypoesthésie
hypofibrinogenemia, hypofibrinogénémie
hypogastric, hypogastrique
hypogastrium, hypogastre
hypoglossal triangle, aile blanche interne
hypoglycemia, hypoglycémie
hypogonadism, hypogonadisme
hypokalemia, hypokaliémie
hypomania, hypomanie
hypomobility, hypomobilité
hyponatremia, hyponatrémie
hypoparathyroidism, hypoparathyroïdie ; hypoparathyroïdisme
hypophoria, hypophorie
hypophosphatasia, hypophosphatasie
hypophosphatemia, hypophosphatémie
hypophysectomy, hypophysectomie
hypophysis, hypophyse
hypopiesis, hypotension
hypopituitarism, hypopituitarisme
hypoplasia, hypoplasie
hypoproteinemia, hypoprotéinémie ; hypoprotidémie
hypoprothrombinemia, hypoprothrombinémie
hypopyon, hypopion
hyposecretion, hyposécrétion
hypospadias, hypospadias
hypostasis, hypostase
hypotension, hypotension
hypothalamus, hypothalamus
hypothenar eminence, éminence hypothénar
hypothermia, hypothermie
hypothesis, hypothèse
hypothrombinemia, hypothrombinémie
hypothyroidism, hypothyroïdie
hypotonia, hypotonie
hypotonic, hypotonique
hypovitaminosis, hypovitaminose
hypoxia, hypoxie
hystera, utérus
hysterectomy, hystérectomie
hysteria, hystérie
hysterography, hystérographie
hysteromyomectomy, hystéromyomectomie
hysteropexy, hystéropexie
hysterosalpingography, hystérosalpingographie
hysterotomy, hystérotomie

I

iatrogenic, iatrogène ; iatrogénique
ice, glace
ichthyosis, ichtyose
icon, symbole
icterus, ictère
ID wrist band, bracelet d'identification
idea, idée
identical twins, jumeaux homozygotes
identification, identification ; personnification
idiocy, idiotie
idiopathic, idiopathique
idiosyncrasy, idiosyncrasie
i.e. (id est), c.à.d. (c'est-à-dire)
ignore, négliger
ileitis, iléite
ileocecal valve, valvule iléocæcale
ileocolitis, iléocolite
ileocolostomy, iléocolostomie
ileoproctostomy, iléorectostomie
ileorectal, iléorectal
ileostomy, iléostomie
ileum, iléon
ileus, iléus ; occlusion intestinale
iliac crest, crête iliaque
iliococcygeal, ilio-coccygien
ilium, ilion ; ilium
ill, malade
ill-health, mauvais état de santé
illegitimate, illégitime
illiteracy, analphabétisme
illness, maladie
illuminance, éclairement
illusion, illusion
image, image
imaging, imagerie
imbalance, déséquilibre
immature, immature
immediate-acting, action immédiate (à)
immobility, immobilité
immune, immun ; immunitaire
– response, réponse immunologique
immunity, immunité
immunization, immunisation
immunoassay, dosage immunologique
immunochemistry, immunochimie
immunoelectrophoresis, immunoélectrophorèse
immunodeficiency, déficit immunitaire ; immunodéficience
immunofluorescence, immunofluorescence
immunogenetics, immunogénétique
immunoglobulin, immunoglobuline
immunology, immunologie
immunosuppression, immunosuppression
impacted tooth, dent incluse
impair, perturber
impaired, altéré
impairment, altération ; atteinte
impalpable, impalpable
impatency, obstruction
impedance, impédance
impediment, entrave
impending, imminent
imperforate, imperforé
impervious, étanche
impingement syndrome, tendinite de la coiffe des rotateurs
implant, implant
implantation, implantation

implement health policy, mettre en place une politique de santé
implementation, application ; mise en œuvre
impotence, impuissance
impression, impression
improper, inconvenant
improvement, amélioration
impulse, impulsion ; influx nerveux
in brackets, entre parenthèses
in front of, devant
in line with, en conformité avec
in the community, en ville
inability, impossibilité ; incapacité
inactivate, inactiver
inanition, inanition
inarticulate, inarticulé
inborn, inné
incarcerated, incarcéré
incest, inceste
inch, pouce (2,54 cm)
incidence, fréquence ; incidence
incipient, incipiens ; naissant
incision, incision
incisor, incisive
incisura, échancrure
incisure, incisure
include, inclure
inclusion body, inclusion cellulaire
incoherent, incohérent
income, revenu ; recette
incompatibility, incompatibilité
incompatible, incompatible
incompetence, incompétence ; insuffisance
  – aortic-, insuffisance aortique
incompetent cervix, béance du col utérin
incomplete, incomplet
incontinence, incontinence
inconvenient, gênant
incoordination, incoordination
increase, augmentation
increment, accroissement ; progression
incrustation, incrustation
incubation, incubation
incubator, couveuse ; étuve ; incubateur
incus, incus ; enclume
indeed, en effet
indent, alinéa
index, index ; indice
indication, indication ; indice
indicator, indicateur
indigenous, autochtone
indigestion, indigestion
individual, individu
indolent, indolent ; indolore ; torpide
induced, induit
induction, induction
induration, induration
industrial disease, maladie professionnelle
indwellling catheter, sonde à demeure
indwelling venous infusion, perfusion veineuse à demeure
inebriate, alcoolique
inebriation, ivresse
inedible, non comestible
ineffective, inefficace
inefficacious, inefficace
inertia, inertie
infancy, petite enfance
infant, nourrisson
infantile, infantile
infantilism, infantilisme
infarct, infarctus
infarcted, infarci
infarction, infarcissement ; infarctus
infection, infection
infectious, infectieux
inferior, inférieur
  – pelvis strait, détroit inférieur du bassin

inferiority complex, complexe d'infériorité
infertility, stérilité
infestation, infestation
infiltration, infiltration
infirmity, débilité ; infirmité
inflammation, inflammation
inflatable ring, anneau gonflable
inflation, inflation
inflow, entrée
influence, influence
influenza, grippe
information desk, accueil
informed consent, consentement éclairé
infra-, infra- ; sous-
infrared, infrarouge
infraspinous, infra-épineux ; sous-épineux
infundibulum, infundibulum
infusion, perfusion ; infusion
ingestion, ingestion
ingrown nail, ongle incarné
inguinal, inguinal
inhalation, inhalation
inherent, intrinsèque
inheritance, hérédité
inhibition, inhibition
initial, initial
injected, injecté
injection, injection ; piqûre
injure, blesser
injurious, nuisible
injury, blessure ; lésion ; traumatisme ; accident corporel
ink, encre
ink-jet printer, imprimante à jet d'encre
inlay, incrustation
inmate, habitant ; détenu
innate, héréditaire ; inné
inner, interne
  – **ear**, oreille interne
innervation, innervation
innocent, bénin
innocuous, inoffensif
innominate, innominé
  – **artery**, tronc artériel brachiocéphalique
innoxious, inoffensif
inoculation, inoculation
inorganic, anorganique ; inorganique
inpatient, patient hospitalisé
input, entrée ; information
  – **fibers**, fibres afférentes
inquest, enquête
inquiry, enquête
insane, aliéné ; fou
insanity, aliénation mentale ; folie
insect sting, piqûre d'insecte
insensible, insensible
insert, encart
insertion, insertion
inside, intérieur (à l')
insidious, insidieux
insight, perspicacité
insomnia, insomnie
inspiration, inspiration
inspiratory reserve volume, volume de réserve inspiratoire ; air complémentaire
inspissated, épaissi
instance, exemple
instep, cou-de-pied
instillation, instillation
instinct, instinct ; pulsion
instruction leaflet, mode d'emploi
instrument, instrument
insufficiency, insuffisance
insulation, isolation
insulin, insuline
insulinoma, insulinome
insurance, assurance
insured, assuré social
intake, apport ; prise ; ration
integument, tégument
intellect, esprit ; intelligence
intelligence, intelligence
  – **quotient (IQ)**, quotient intellectuel (QI)

intended for, destiné à
intensive, intensif
 – care, réanimation
 – care unit, unité de soins intensifs
intention tremor, tremblement intentionnel
inter-, entre- ; inter-
interarticular, interarticulaire
intercellular, intercellulaire
intercourse, relation
intercurrent, intercurrent
interline spacing, interlignage
intermediate, intermédiaire ; moyen
intermittent, intermittent
internal, interne
international nonproprietary names, dénomination commune internationale des médicaments
internet service provider, fournisseur d'accès internet
internet user, internaute
interosseous, interosseux
interphase, interphase
interspersed, entrecoupé
interstitial, interstitiel
intertrigo, intertrigo
intertrochanteric, intertrochantérien
interval, écart ; intervalle
interventricular, interventriculaire
intervertebral, intervertébral
intestinal, intestinal
 – obstruction, occlusion intestinale ; iléus
intestine, intestin
intolerance, intolérance
intoxication, intoxication
intra-, intra-
intraabdominal, intra-abdominal
intraarticular, intra-articulaire
intracellular, intracellulaire
intracranial, intracérébral ; intracrânien
intractable, rebelle
intradermal, intradermique
intradural, intradural
intragastric, intragastrique
intrahepatic, intrahépatique
intralobular, intralobulaire
intramedullary, intramédullaire
intramuscular, intramusculaire
intraocular fluid, liquide intraoculaire
intraosseous, intra-osseux
intraperitoneal, intrapéritonéal
intrathecal, intrathécal
intratracheal, intratrachéal
intrauterine, intra-utérin
 – contraceptive device, dispositif intra-utérin ; stérilet
intravenous, intraveineux
 – infusion, perfusion intraveineuse
intrinsic, intrinsèque
introspection, introspection
introvert, introverti
intubation, intubation ; tubage
intumescence, intumescence
intussusception, invagination
inulin, inuline
inunction, onction
invagination, invagination
invalid, invalide ; non valable
invasion, invasion
invasive, effractif ; invasif
inverse, inverse
inversion, inversion
inverted nipple, mamelon ombiliqué
investigate, étudier
investigator, chercheur
investment, revêtement
invoice, facture
involucrum, involucre
involution, involution
involutional, involutif
 – depression, dépression d'involution

- **melancholia**, mélancolie d'involution

involved, impliqué
involvement, implication ; atteinte
inward current, courant entrant
iodide, iodure
iodine, iode
iodism, iodisme
ion, ion

- **channel**, canal ionique
- **exchange resin**, résine échangeuse d'ions

ionization, ionisation
ionizing radiation, rayonnement ionisant
ipsilateral, homolatéral ; ipsilatéral
iridectomy, iridectomie
iridocyclitis, iridocyclite
iridoplegia, iridoplégie
iridotomy, iridotomie
iris, iris
iron, fer

- **binding protein**, sidérophiline

iron-deficiency anemia, anémie ferriprive
irradiation, irradiation
irreducible, irréductible
irrelevant, sans objet
irrespective of, indépendamment de
irrigation, irrigation
irritability, irritabilité
irritable bowel syndrome, côlon irritable
irritant, irritant
ischemia, ischémie

- **contracture**, contracture ischémique

ischemic heart disease, cardiopathie ischémique
ischium, ischion ; ischium
island, îlot

- **disease**, fièvre fluviale du Japon

islet, îlot
isoantibody, isoanticorps
isolation, isolation ; isolement
isomer, isomère
isometric, isométrique
isotope, isotope
issue, publication ; résultat ; problème ; numéro

- **a decree**, publier un décret

isthmus, isthme
itch, démangeaison
itching, démangeaison ; prurit
item, article ; item

J

jab, coup ; piqûre
jack, fiche
jacket, veste
jar, récipient
jaundice, ictère ; jaunisse
jaw, mâchoire
  – bone, maxillaire
jejunectomy, jéjunectomie
jejunostomy, jéjunostomie
jello, gélatine
jelly, gelée
jellyfish, méduse
jeopardy, danger
jerk, réflexe tendineux ; secousse
jet-lag, décalage horaire
job application, demande d'emploi
job-seeker, chercheur d'emploi
joint, articulation ; jointure
  – mouse, souris articulaire
  – space narrowing, pincement articulaire
  – stop, butée
journal, revue spécialisée
journey, voyage
joystick, manette
jugal bone, malaire (os)
jugular, jugulaire
juice, jus ; suc
jump, saut
junction, jonction
junk, héroïne ; pacotille
  – food, cochonneries
jurisprudence, jurisprudence
justo-major, plus grand que la normale
justo-minor, plus petit que la normale
juvenile, juvénile
juxta-articular, juxta-articulaire
juxtaglomerular apparatus, appareil juxtaglomérulaire

K

kala-azar, kala-azar
kalium, potassium
karyokinesis, caryocinèse ; mitose
karyotype, caryotype
kation, cation
keep, garder
keloid, chéloïde
keratectasia, kératectasie
keratectomy, kératectomie
keratic, corné
keratin, kératine
keratitis, kératite
keratolytic, kératolytique
keratoma, callosité ; kératome
keratomalacia, kératomalacie
keratome, kératome
keratometer, kératomètre
keratoplasty, kératoplastie
keratosis, callosité ; kératose
kernicterus, ictère nucléaire
kerning, crénage
ketogenic diet, régime cétogène
ketone, cétone
ketonemia, cétonémie
ketonuria, cétonurie
ketosis, cétose
ketosteroid, cétostéroïde
key, clé ; touche
keyboard, clavier
keyword, mot-clé
kick, coup de pied
kickback of the patella, extension brusque de la jambe
kidney, rein
- **dish**, haricot
- **failure**, insuffisance rénale

killing, mortel
kin, famille ; parents
kinase, kinase
kindred, analogue ; apparenté
kineplasty, cinéplastie
kinesis, cinésie
kinesthesis, cénesthésie ; kinesthésie
kinetics, cinétique
kingdom, règne
kinking, plicature
kinky, frisé
kiss, baiser
- **of life**, bouche-à-bouche

kit, trousse
Klebs-Loeffler bacillus, bacille de la diphtérie
knee, genou
- **cap**, rotule
- **elbow position**, position genupectorale
- **(in)**, genu valgum
- **jerk reflex**, réflexe rotulien
- **(out)**, genu varum

kneeling, agenouillé
kneepad, genouillère
knife, bistouri ; couteau
knob, bouton
knock knees, genoux cagneux
knot, nœud
knowledge, connaissance
known, connu
knuckle, jointure phalangienne
Köhler's disease, scaphoïdite tarsienne ; Köhler (maladie de)
koilonychia, koïlonychie
Koplik's spots, Koplik (taches de)
kraurosis vulvae, atrophie sclérosante de la vulve
Krebs cycle, Krebs (cycle de)
kwashiorkor, kwashiorkor
kyphoscoliosis, cyphoscoliose
kyphosis, cyphose

L

lab finding, résultat de laboratoire
label, étiquette
labelling, marquage ; étiquetage
labial, labial
labile, labile
labium, lèvre
labor, accouchement ; travail
laboratory, laboratoire
  – findings, résultats biologiques
labrum, bourrelet ; labrum
labyrinth, labyrinthe
labyrinthitis, labyrinthite
lace, dentelle
laceration, déchirure ; dilacération
lack, absence ; manque
lackadaisical, apathique
lacrimal, lacrymal
lacrimation, larmoiement
lactalbumin, lactalbumine
lactase, lactase
lactate, lactate
lactation, allaitement ; lactation
lacteal, chylifère
lactic, lactique
lactiferous duct, canal galactophore ; conduit lactifère
lactifuge, antigalactique
lactogenic, lactogène
  – hormone, prolactine
lactose, lactose
lacuna, lacune
ladder, échelle
lag, latence ; retard
lambdoid, lambdoïde
lamella, lamelle
lameness, boiterie
lamina, lame
laminectomy, laminectomie
lancet, lancette
landmark, repère
landscape format, format paysage
language, langage
lank, maigre
lanolin, lanoline
lap, genoux ; recouvrement
laparoscope, cœlioscope ; laparoscope
laparotomy, laparotomie
lapse, défaillance ; oubli
laptop, ordinateur portable
large, grand ; gros
  – print, gros caractère
laryngeal, laryngé
laryngectomy, laryngectomie
laryngismus stridulus, laryngite striduleuse
laryngitis, laryngite
laryngology, laryngologie
laryngopharynx, laryngopharynx
laryngospasm, laryngospasme
laryngostenosis, laryngosténose
laryngotomy, laryngotomie
laryngotracheobronchitis, laryngotrachéobronchite
larynx, larynx
laser, laser
  – print, imprimante laser
last, dernier ; durer
  – resort, dernier recours
lasting effect, action prolongée
late, tardif
  – onset, début tardif
latency, latence
lateral, externe ; latéral
latter, dernier
lattice, réseau
laugh, rire
laughing gas, protoxyde d'azote
launch, lancement
lavage, lavage
law, loi ; principe
lax, lâche ; relâché
laxative, laxatif

laxity, laxité
layer, couche ; feuillet ; membrane
lay off, licencier
lay out, maquette ; mise en page
LD50, DL50
lead, dérivation ; plomb ; gros titre
  – **poisoning**, saturnisme
leaden, plombé
leader, éditorial
leading article, article de tête
leaflet, feuillet ; dépliant
leaflets of heart valves, valves des valvules cardiaques
leakage, fuite
lean, mince
leap, bond
learning, apprentissage
least, moindre
leave, autorisation de sortie ; permission ; laisser
lecithin, lécithine
lecture, conférence
leech, sangsue
left, gauche
  – **handed**, gaucher
leg, jambe
legionnaires' disease, légionnaires (maladie des)
leishmaniasis, leishmaniose
length, longueur
lengthening, allongement
lengthy, prolongé
lens, cristallin ; lentille ; objectif
lenticular, cristallinien ; lenticulaire
lentigo, lentigo
leontiasis ossea, leontiasis ossea
leproma, lépromе
leprosy, lèpre
leptomeningitis, leptoméningite
leptospirosis, leptospirose
lesbian, lesbienne
lesion, lésion
less, moins
lessen, diminuer
lesser, moindre
lethal, létal
  – **dose**, dose mortelle
lethargy, léthargie
leucinosis, leucinose
leukemia, leucémie
leukine, leucine
leukocyte, leucocyte
leukocythemia, leucémie ; leucocythémie
leukocytolysis, leucocytolyse
leukocytosis, leucocytose
leukodermia, leucodermie
leukonychia, leuconychie
leukopenia, leucopénie
leukoplasia, leucoplasie
leukopoiesis, leucopoïèse
leukorrhea, leucorrhée ; pertes blanches
leukotomy, leucotomie ; lobotomie
levator, releveur
level, niveau
lever, levier
levulose, fructose ; lévulose
liability, responsabilité ; prédisposition
libido, libido
library, bibliothèque
  – **picture**, image d'archive
lice, poux
license, brevet ; autorisation
licensing commission, commission d'AMM
lichen, lichen
lick, lécher
lid, paupière
lie, mensonge
lien, rate
lienal, liénal ; splénique
life, vie
  – **expectancy**, espérance de vie
  – **habit**, habitude de vie
  – **span**, durée de vie
  – **style**, mode de vie
  – **support machine**, réanimation (appareil de)

life-threatening, menaçant la vie du patient
lifetime, durée de vie
lift, ascenseur ; soulever
ligament, ligament
ligation, ligature
ligature, ligature
light, léger ; lumière ; projecteur
 – **adaptation**, adaptation à la lumière
 – **bulb**, ampoule électrique
lightning pain, douleur fulgurante
like, pareil ; comme
likely, probable ; vraisemblable
likelihood, vraisemblance
limb, membre
limb-girdle, ceinture
limbus, bord ; bordure ; limbe
lime, chaux
liminal, liminaire
limp, claudication ; boîter
lincture, électuaire
line, ligne ; lignée
 – **break**, saut de ligne
 – **drawing**, dessin au trait
 – **spacing** , interlignage
linea, ligne
lineage, lignage
linen, linge
lingua, langue
 – **nigra**, langue noire
lingual, lingual
liniment, liniment
lining, revêtement
linitis plastica, linite plastique
link, maillon
linkage, liaison
linking, liaison
linoleic acid, linoléique (acide)
lint, charpie
lip, lèvre
lipase, lipase
lipemia, lipémie
lipid, lipide
lipid-lowering agents, hypolipémiant
lipoatrophy, lipo-atrophie
lipochondrodystrophy, lipochondrodystrophie
lipocyte, adipocyte ; lipocyte
lipodystrophy, lipodystrophie
lipoid, lipoïdique
lipoidosis, lipoïdose
lipolysis, lipolyse
lipoma, lipome
lipoprotein, lipoprotéine
lipotrophic substance, lipotrope (substance)
liquor, liquide
lisping, zézaiement
list, énumération ; liste
liter, litre
literature search, recherche bibliographique
lithagogue, lithagogue
lithiasis, lithiase
litholapaxy, litholapaxie
lithotomy, lithotomie
 – **position**, position gynécologique
lithotritor, lithotriteur
lithotrity, lithotritie
litmus, tournesol
litter, détritus
live, vivant ; en direct
livelihood, moyens d'existence
lively, vif
liver, foie
livid, livide
living, vivant
load, charge
lobar, lobaire
lobe, lobe
lobectomy, lobectomie
Lobo's disease, blastomycose chéloïdienne ; Lobo (maladie de)
lobotomy, lobotomie
lobule, lobule
local, local
localized, localisé

location, localisation
lochia, lochies
lock, blocage
locked, bloqué
locked-in syndrome, verrouillage (syndrome de)
locker, casier
locking, blocage
lockjaw, trismus
locomotor ataxia, ataxie locomotrice
loculated, loculaire
locus, lieu ; locus ; place
loin, lombes
long, long
long-acting, action prolongée (à) ; retard
long-range, longue échéance (à)
long-standing, longue date (de)
long-term, long terme (à)
longevity, longévité
longitudinal band of colon, bandelette longitudinale du côlon
longsighted, hypermétrope ; presbyte
look, regard
loop, anse ; boucle
loose, détendu ; lâche
looseness, laxité ; relâchement
lordosis, lordose
loss, perte
lost to follow up, perdu de vue
lot (a), beaucoup
lotion, lait ; lotion
lots of, beaucoup de
loud speaker, haut parleur
louse, pou
low, bas
 – **back pain**, lombalgie
low-fat diet, régime pauvre en graisses
low-fat milk, lait demi-écrémé
low-molecular weight, bas poids moléculaire
lower, inférieur
 – **case**, bas de casse
lowering, abaissement
lubricant, lubrifiant
lucid, lucide
lues, syphilis ; luès
lull, accalmie
lumbago, lumbago
lumbar, lombaire ; lombal
 – **puncture**, ponction lombaire
lumen, lumen ; lumière
lump, bosse ; grosseur
 – **sum**, somme forfaitaire
lunacy, démence
lunate bone, lunatum (os) ; semilunaire (os)
lunatic, aliéné ; dément
lung, poumon
 – **capacity**, capacité respiratoire
lunula, lunule
lupus erythematosous, lupus érythémateux
luteinizing hormone (LH), lutéinisante (hormone) (LH)
luteotropic, lutéotrope
luteus, corps jaune
luxation, luxation
luxury, luxe
lymph, lymphe
 – **node**, ganglion lymphatique
 – **node differential cell count**, adénogramme
lymphadenitis, lymphadénite
lymphangiectasis, lymphangiectasie
lymphangioma, lymphangiome
lymphangioplasty, lymphangioplastie
lymphangitis, lymphangite
lymphatic, lymphatique
 – **nodes**, ganglions lymphatiques
lymphocyte, lymphocyte
lymphocytemia, lymphocythémie
lymphocytic leukemia, leucémie lymphoïde

lymphocytopenia, lymphopénie ; lymphocytopénie
lymphocytosis, lymphocytose
lymphogram, lymphographie
lymphogranuloma, lymphogranulome
lymphoid, lymphoïde
lymphoma, lymphome
lymphosarcoma, lymphosarcome
lysine, lysine
lysis, lyse ; lysis
lysosomal, lysosomial
lysozyme, lysozyme
lytic, lytique

M

macies, atrophie ; maigreur
macrocephalus, macrocéphale
macrocheilia, macrochéilie
macrocyte, macrocyte
macrocytic, macrocytaire
macrodactyly, macrodactylie
macroglobulinemia, macroglobulinémie
macroglossia, macroglossie
macromastia, macromastie
macromelia, macromélie
macromolecule, macromolécule
macrophage, macrophage
macroscopic, macroscopique
macrostomia, macrostomie
macula, macula ; macule ; tache
 – solaris, éphélide
maculopapular, maculopapulaire
mad, aliéné ; fou
 – cow disease, vache folle (maladie de la)
madness, folie
magnet, aimant
magnetic, magnétique
 – resonance imaging (MRI), imagerie par résonance magnétique (IRM)
 – tape, bande magnétique
magnification, grossissement
maiden name, nom de jeune fille
mail, courrier
main, principal
 – end point, critère principal d'évaluation
maintain, entretenir
maintenance, entretien
major, majeur
 – surgery, chirurgie lourde
make up, maquillage
malabsorption, malabsorption
malacia, malacia ; malacie ; ramollissement
maladjustment, inadaptation
malaise, malaise
malalignment, alignement dentaire défectueux
malar, malaire
malaria, malaria ; paludisme
male, mâle ; masculin
malformation, malformation
malicious, méchant
malignant, malin
 – hypertension, hypertension maligne
malingering, simulation
malleolus, malléole
mallet finger, doigt en marteau
malleus, malleus ; marteau
malnutrition, malnutrition ; sous-alimentation
malocclusion, occlusion dentaire défectueuse
malposition, malposition
malpractice, incurie ; malversation ; négligence
malpresentation, présentation vicieuse
maltase, maltase
maltose, maltose
maltreating, maltraitance
maltreatment, sévices
malunion, cal vicieux
mamilla, mamelon
mammaplasty, mammoplastie
mammary, mammaire
 – gland, glande mammaire
mammilary, mamillaire
mammography, mammographie
man, homme
management, gestion ; prise en charge ; traitement
managed care, rationalisation des soins
manager, directeur ; cadre

mandatory, obligatoire
mandible, mandibule ; maxillaire inférieur
manhood, âge adulte
mania, manie
manic-depressive psychosis, psychose maniacodépressive
manifestations, signes physiques
manipulation, manipulation
mankind, humanité
mannerism, maniérisme
manometer, manomètre
mantle, manteau
manual, manuel
manubrium sterni, manubrium sternal
manufacturer, fabricant
manus, main
map, carte
maple syrup urine disease, leucinose ; urines à odeur de sirop d'érable (maladie des)
mapping, cartographie
marasmus, maigreur extrême ; marasme
marble bone disease, ostéopétrose familiale
margin, bord ; marge
marijuana, marijuana
marital counseling, conseil conjugal
marital status, situation matrimoniale
mark, marque
marked, important
marker, marqueur
marketing, marché
  – autorisation file, dossier de demande d'autorisation
marrow, moelle
marsh, marais
marsupialization, marsupialisation
mash, écraser
mask, masque
masking effect, effet de masque
masochism, masochisme
mass, amas ; masse
  – screening, dépistage de masse
massage, massage
mast cell, mastocyte
mastectomy, mammectomie ; mastectomie
mastery, emprise ; maîtrise
mastication, mastication
mastitis, mastite
mastodynia, mastodynie
mastoid, mastoïde
  – process, apophyse mastoïde
mastoidectomy, mastoïdectomie
mastoiditis, mastoïdite
masturbation, masturbation
matching, appariement ; assortiment
materia medica, matière médicale
material, matériel ; matière
mating, accouplement
matrix, matrice
matter, matière ; substance
mattress, matelas
maturation, maturation
mature, mûr ; pubère
maxilla, maxillaire supérieur
maxillary, maxillaire
maximal, maximal ; maximum
maze, labyrinthe
meal, repas
mean, moyen ; moyenne
mean-tested benefits, prestations soumises à condition de ressources
meaning, signification
meaningful, expressif ; significatif
meaningless, sans signification
measles, rougeole
  – (German), rubéole
measure, acte ; mesure
meat, viande
meatus, conduit ; méat
mechanics, mécanique
meconium, méconium

medecines, médicaments
media, média ; milieu
medial, interne ; médial ; médian
median, médian
  – lethal dose (LD50), dose létale médiane (DL50)
  – survival, médiane de survie
medianoscopy, médianoscopie
mediastinum, médiastin
medicament, médicament
medication, médication ; médicament
medicinal, médicinal
medicine, médecine ; médicament
medicosurgical, médicochirurgical
Mediterranean anemia, thalassémie
medium, milieu ; moyen
  – lenght stay, moyen séjour
medulla, moelle spinale
  – oblongata, bulbe spinal ; moelle allongée
medullary, médullaire
medullated nerve fibre, fibre nerveuse myélinisée
medulloblastoma, médulloblastome
meeting, réunion
megacephaly, mégacéphalie
megacolon, mégacôlon
megakaryocyte, mégacaryocyte
megaloblast, mégaloblaste
megalomania, mégalomanie
meibomian cyst, chalazion
meiosis, méiose
melancholia, mélancolie
melanin, mélanine
melanoma, mélanome
melanosis, mélanose
melanotic, mélanique
melt, fondre
melting, fusion
membership, adhésion
membrane, membrane
memory, mémoire
  – complaint, plainte mnésique
menarche, ménarche
meningeal, méningé
meninges, méninges
meningioma, méningiome
meningism, méningisme ; pseudo-méningite
meningitis, méningite
meningocele, méningocèle
meningococcemia, méningococcémie
meningoencephalocele, méningo-encéphalocèle
meniscectomy, méniscectomie
meniscus, ménisque
menopause, ménopause
menorrhagia, ménorragie
menses, règles
menstruation, menstruation
mental, mental ; mentonnier
mention, citer ; rapporter
merger, fusion
mesarteritis, mésartérite
mesencephalon, mésencéphale
mesenchyme, mésenchyme
mesenteric, mésentérique
mesentery, mésentère
mesmerism, hypnotisme ; magnétisme
mesoappendix, méso-appendice
mesocolon, mésocôlon
mesoderm, mésoderme
mesonephroma, mésonéphrome
mesosalpinx, mésosalpinx
mesothelioma, mésothéliome
mesothelium, mésothélium
mesovarium, mésovarium
metabolic, métabolique
  – pathway, voie métabolique
metabolism, métabolisme
metacarpal, métacarpien
metacarpophalangeal, métacarpophalangien
metacarpus, métacarpe
metal, métal

metamorphosis, métamorphose
metaphore, métaphore
metaphysis, métaphyse
metaplasia, métaplasie
metastasis, métastase
metatarsal, métatarsien
metatarsalgia, métatarsalgie
meteorism, météorisme
meter, mètre
methemoglobin, méthémoglobine
méthionine, méthionine
method, épreuve ; méthode ; technique
metra, utérus
metric system, système métrique
metritis, métrite
metrorrhagia, métrorragie
microbe, microbe
microbiology, microbiologie
microcephalic, microcéphale
microcyte, microcyte
microcythemia, microcytémie
microglia, microglie
micrognathia, micrognathie
microgram, microgramme (μg)
micrometer, micromètre (μm)
microorganism, micro-organisme
microphthalmos, microphtalmie
microscope, microscope
microsome, microsome
microsurgery, microchirurgie
microtome, microtome
micturition, miction
midbrain, mésencéphale
midday, midi
middle, milieu ; moyen
  – ear, oreille moyenne
midget, nain harmonieux
midline, ligne médiane
midnight, minuit
midpain, douleur pelvienne intermenstruelle
midriff, diaphragme
midstream urine, urines du milieu du jet
midwife, sage-femme
midwifery, obstétrique
migraine, migraine
mild, bénin ; doux
mildness, bénignité
milestone, jalon
miliaria, miliaire
miliary, miliaire
milium, milium
milk, lait
  – teeth, dents de lait
milkcrust, croûte de lait
milkiness, lactescence
millicurie, millicurie
milligamma, nanogramme (ng)
milligram, milligramme (mg)
milliliter, millilitre (mL)
millimeter, millimètre (mm)
milling, broyage
Milroy's disease, éléphantiasis familial ; Milroy (maladie de)
mimicry, mimétisme
mind, esprit ; pensée ; souvenir
mineral, minéral
miner's anemia, ankylostomiase
minipill, pilule microdosée
minor, mineur
  – surgery, petite chirurgie
minus, moins
minute, minuscule ; minute
mirror, miroir
miscarriage, fausse-couche ; avortement spontané
miscellaneous, divers
mischief, dommage
mismatch, incompatibilité
misprint, coquille
missing, manquant
misspelling, faute d'orthographe
mistake, erreur
mistyping, erreur de groupage
misuse, usage détourné
mite, acarien
  – fever, typhus exanthématique
mitochondria, mitochondrie
mitosis, mitose

mitral, mitral
  – **regurgitation**, insuffisance mitrale
mitralstenosis, rétrécissement mitral
mitralvalve, valvule mitrale
mixed, mixte ; mélangé
mixture, mélange
MMR vaccine (measles, mumps, rubella), ROR vaccin (rougeole, oreillons, rubéole)
mobile, mobile
modiolus, columelle ; modiolus
moist, humide
moisten, humecter
molality, molalité
molar teeth, molaires
molarity, molarité
molasses, mélasse
molding, modelage ; moulage
mole, mole ; môle
molecule, molécule
mongolism, mongolisme
monitoring, monitorage ; surveillance
monoamine oxidase inhibitor (MAOI), inhibiteur de la monoamine oxydase (IMAO)
monoclonal, monoclonal
monocyte, monocyte
monocytosis, monocytose ; leucocytose monocytaire
monograph, monographie
monomania, idée fixe ; obsession ; monomanie
mononeuritis, mononévrite
mononuclear, mononucléaire
mononucleosis, mononucléose
monoplegia, monoplégie
monopolar, unipolaire
monorchid, monorchide
monosaccharide, monosaccharide
mons pubis, mont de Vénus
month, mois
mood, humeur ; thymie
moody, lunatique
morbid, morbide
morbilli, rougeole
morbus, maladie
morgue, morgue
moribund, moribond
morning-after pill, pilule du lendemain
morning sickness, état nauséeux gravidique
moron, débile mental
morphea, sclérodermie circonscrite
morphine, morphine
morphology, morphologie
mortality, mortalité
mortuary, morgue
morula, morula
mosaic, mosaïque
mosquito net, moustiquaire
mossy fiber, fibre moussue
mother, mère
mothering, maternage
motility, motilité
motion, mobilité ; mouvement
  – **sickness**, transports (mal des)
motor, moteur
  – **brain cripple**, infirme moteur cérébral
  – **end plate**, plaque motrice
  – **unit**, unité motrice
mottling, tacheture
mould, moisissure
mountain sickness, montagnes (mal des)
mounting, montage
mourning, deuil
mouse, souris
mouth, bouche
  – **piece**, embout buccal
mouth-to-mouth, bouche-à-bouche
mouthful, bouchée
mouthwash, bain de bouche
movement, mouvement
mucilage, mucilage
mucin, mucine
mucocele, mucocèle

mucoid, mucoïde
mucolytic, fluidifiant ; mucolytique
mucopurulent, mucopurulent
mucosa, muqueuse
mucous, muqueux
– **cell membrane**, muqueuse
mucoviscidosis, mucoviscidose
mucus, mucus
mud, boue
multigravida, multigeste
multilocular, multiloculaire
multipara, multipare
multiple, multiple
– **drug addiction**, polytoxicomanie
– **drug treatment**, polychimiothérapie
– **factor analysis**, analyse factorielle
– **injuries**, polytraumatisme
– **pregnancy**, grossesse multiple
– **sclerosis**, sclérose en plaques
mumble, marmonner
mumps, oreillons ; ourlien
murmur, murmure ; souffle
muscle, muscle
– **weakness**, déficit musculaire
muscular, musculaire
– **atrophy**, amyotrophie
– **dystrophy**, dystrophie musculaire progressive
mustard plaster, sinapisme
mutagen, mutagène
mutant, mutant
mutation, mutation
mute, muet
mutilation, mutilation
mutism, mutisme ; mutité
myalgia, myalgie
myasthenia, myasthénie
– **gravis**, myasthénie grave
mycetoma, mycétome
mycosis, mycose ; mycosis
mycotoxin, mycotoxine
mydriasis, mydriase
myelin, myéline
myelitis, myélite
myelocele, myélocèle ; myéloméningocèle
myelocyte, myélocyte
myelogram, myélogramme
myeloid, myéloïde
myeloma, myélome
myelomatosis, myélomatose
myelopathy, myélopathie
myelosclerosis, myélosclérose
myocardial, myocardique
– **infarction**, infarctus myocardique
myocarditis, myocardite
myocardium, myocarde
myofibril, myofibrille
myogenic, myogène
myoglobin, myoglobine
myoma, myome
myomectomy, myomectomie
myometrium, myomètre
myopathy, myopathie
myope, myope
myopia, myopie
myosarcoma, myosarcome
myosin, myosine
myosis, myosis
myositis, myosite
– **ossificans**, myosite ossifiante
myotatic reflex, réflexe myotatique
myotic, myotique
myotomy, myotomie
myotonia dystrophica, myotonie atrophique ; Steinert (maladie de)
myotony, myotonie
myringa, membrane du tympan
myringitis, myringite ; tympanite
myringoplasty, myringoplastie
myringotomy, myringotomie ; paracentèse tympanique
myxedema, myxœdème
myxoma, myxome
myxosarcoma, myxosarcome

N

nagging, persistant
nail, clou ; ongle
nail-plate fixation, ostéosynthèse par clou-plaque
nailfile, lime à ongle
nailing, enclouage
naked, nu
name, nom
nanism, nanisme
nanous, nain
nap, sieste
nape, nuque
napkinrash, érythème fessier
narcissism, narcissisme
narcoanalysis, narco-analyse
narcolepsy, narcolepsie
narcosis, narcose
narcotic, narcotique ; stupéfiant
nares, narines
narrowing, sténose
nasal, nasal
  – pack, mèche nasale
nasogastric tube, sonde naso-œsophagienne
nasolacrimal, nasolacrymal
nasopharyngeal, rhinopharyngien
nasopharynx, nasopharynx
natality, natalité
nates, fesses
natural childbirth, accouchement naturel
nausea, nausée
nauseating, nauséabond
navel, nombril ; ombilic
navicular, naviculaire
  – bone, os scaphoïde
near, proche
near-sightedness, myopie
nebula, néphélion ; taie
nebulizer, nébuliseur ; vaporisateur
neck, col ; cou ; nuque
  – of the femur, col du fémur
  – of tooth, collet de la dent
necropsy, nécropsie
necrosed, nécrosé
necrosis, nécrose
necrotic, nécrotique
need, besoin
needle, aiguille ; agacer
  – biopsy, biopsie à l'aiguille ; ponction-biopsie
  – holder, porte-aiguille
negation, dénégation
negative, négatif
negativism, négativisme
negligence, négligence
nematode, nématode
neonatal, néonatal
neonate, nouveau-né
neoplasm, néoplasme
nephrectomy, néphrectomie
nephritis, néphrite
nephroblastome, néphroblastome
nephrocalcinosis, néphrocalcinose
nephrocapsulectomy, néphrocapsulectomie
nephrohydrosis, hydronéphrose
nephrolithiasis, lithiase rénale
nephrolithotomy, néphrolithotomie
nephroma, néphrome
nephron, néphron
nephropexy, néphropexie
nephroptosis, néphroptose
nephrosclerosis, néphrosclérose
nephrosis, néphrose
nephrostomy, néphrostomie
nephrotic, néphrotique
nephrotomy, néphrotomie

nephro-ureterectomy, néphro-urétérectomie
nerve, nerf ; nerveux
nerve-block anesthesia, anesthésie par bloc nerveux
nervous, nerveux
– **breakdown**, dépression nerveuse
net, réseau
nettle rash, urticaire
network, réseau
neural, neural
neuralgia, névralgie
neurapraxia, neurapraxie
neurasthenia, neurasthénie
neurectomy, neurectomie ; névrectomie
neurilemma, neurilemme ; Schwann (gaine de)
neurinoma, neurinome
neuritis, névrite
neuroblast, neuroblaste
neuroblastoma, neuroblastome
neurodermatitis, névrodermite
neuroepithelium, neuro-épithélium
neurofibroma, neurofibrome
neurofibromatosis, neurofibromatose
neuroglia, névroglie
neuroglioma, gliome
neuroleptic, neuroleptique
neurologist, neurologue
neurology, neurologie
neuroma, névrome
neuromuscular junction, jonction neuromusculaire
neuron, neurone
neuropathic, neuropathique
neuropathy, neuropathie
neuroplasty, neuroplastie
neurorrhaphy, neurorraphie
neurosis, névrose
neurosurgery, neurochirurgie
neurosyphilis, neurosyphilis
neurotic, névrosé ; névrotique
neurotmesis, neurotmésis
neurotomy, neurotomie
neurotransmitter, neurotransmetteur
neutral, indifférent ; neutre
neutropenia, neutropénie
neutrophil, neutrophile
nevus, nævus
– **flammeus**, angiome plan
new, nouveau
newborn, nouveau-né
news, actualités ; information
newsletter, bulletin
newspaper, journal
next, prochain
NHS (National Health Service), Sécurité sociale
nibble, grignoter
nick, entaille
nicotine addiction, intoxication tabagique
nicotinic acid, acide nicotinique
nictation, clignotement
nidation, nidation
night, nuit
– **blindness**, héméralopie
– **light**, veilleuse
– **shift**, équipe de nuit
– **sweat**, sueurs nocturnes
– **terror**, terreur nocturne
– **watch**, garde de nuit
nightmare, cauchemar
nigrescent, noirâtre
nigrities linguae, langue noire
nipple, mamelon
nit, lente
nitrogen, azote
nitrous oxide, protoxyde d'azote
nocturia, hypnurie ; nycturie
nocturnal, nocturne
node, nœud ; ganglion
nodule, nodosité ; nodule
noise, bruit
non-funded pension scheme, régime de retraite par répartition
noon, midi

norepinephrine, noradrénaline
normal, normal
normoblast, normoblaste
normocyte, normocyte
nose, nez
nosocomial infection, infection nosocomiale
nosology, nosologie
nosophobia, nosophobie
nostril, narine
notch, échancrure ; incisure
notice, avis
notifiable disease, maladie à déclaration obligatoire
notify, déclarer
noxious, nocif ; nuisible
nucha, nuque
NSAI, AINS
nuclear, nucléaire
- **bag fiber**, fibre à sac nucléaire
- **chain fiber**, fibre à chaîne nucléaire
- **fallout**, retombées radioactives
- **magnetic resonance (NMR)**, résonance magnétique nucléaire (RMN)
- **medecine**, médecine nucléaire

nucleated, nucléé
nucleic acid, nucléique (acide)
nucleolus, nucléole
nucleoprotein, nucléoprotéine
nucleotid, nucléotide
nucleus, noyau
nulllipara, nullipare
number, chiffre ; nombre
numbness, engourdissement
numerical value scale, échelle numérique
nummulated, nummulaire
nurse, infirmier(ère)
- **manager**, surveillante
- **station area**, bureau des infirmiers(ières)

nursing, soins infirmiers
- **auxiliary**, aide soignante
- **home**, institution gériatrique
- **staff**, personnel soignant

nutation, nutation
nutrient, aliment ; nutriment
- **foramen**, trou nourricier

nutriment, aliment ; nutriment
nutrition, nutrition
nyctalopia, héméralopie
nymphomania, nymphomanie
nystagmus, nystagmus

O

obesity, obésité
obituary, nécrologie
object, objet ; protester
objective, objectif
 – **signs**, signes physiques
oblique light, jour frisant (à)
obsession, obsession
obsessive-compulsive disorder (OCD), trouble obsessionnel compulsif (TOC)
obsolete, désuet
obstetric, obstétrical
 – **ultrasound**, échographie obstétricale
obstetrician, accoucheur ; obstétricien
obstetrics, obstétrique
obturator, obturateur
obtuse, émoussé
obvious, évident
occipital, occipital
occlusion, occlusion
occlusive dressing, pansement occlusif
occult blood, hémorragie occulte
occupation, profession
occupational, professionnel
 – **disease**, maladie professionnelle
 – **injury**, accident du travail
 – **medicine**, médecine du travail
 – **therapy**, ergothérapie
occurrence, survenue
ocular, oculaire
oculist, oculiste
oculogyric, oculogyre
oculomotor nerve, moteur oculaire commun (nerf)
odd, bizarre
odontalgia, odontalgie
odontoid, dentiforme ; odontoïde
odontology, médecine dentaire ; odontologie
odontoma adamentinum, améloblastome dentifié
odor, odeur
off label drug, médicament expérimental hors AMS
off peak hours, heures creuses
offender, délinquant
offense, délit
offensive breath, mauvaise haleine
office, bureau ; cabinet médical
 – **practice**, clientèle privée
 – **visit**, consultation médicale
offline, non connecté
offprint, tiré à part
offset, compensation
offspring, progéniture
oil, huile
ointment, onguent ; pommade
old age, vieillesse
 – **age pension**, retraite
older, plus vieux
 – **patient**, patient âgé
olecranon, olécrâne
olfactory, olfactif
oligodendroglia, oligodendroglie
oligomenorrhea, oligoménorrhée
oligospermia, oligospermie
oligotrophia, oligotrophie
oliguria, oligurie
omentocele, épiplocèle
omentopexy, epiploopexie ; omentopexie
omentum, épiploon ; omentum
omphalitis, omphalite
omphalocele, omphalocèle
on all fours, quatre pattes (à)
on going, en cours
on hold, en attente

on line, connecté ; en ligne
one year survival rate, taux de survie à un an
on-off, intermittent
onset, début
onychia, onychie ; onyxis
onychocryptosis, ongle incarné
onychogryphosis, onychogryphose
onychomycosis, onychomycose
oocyte, oocyte ; ovocyte
oogenesis, oogenèse ; ovogenèse
oophorectomy, oophorectomie ; ovariectomie
oophoritis, oophorite
oophoron, ovaire
oophorosalpingectomy, oophorosalpingectomie ; ovariosalpingectomie
oozing, suintement
opacity, opacité
opaque, opaque
open, ouvert
open-label, en ouvert
opening, ouverture
operating system, système d'exploitation
operating suite, bloc opératoire
operative field, champ opératoire
operative report, compte-rendu opératoire
ophthalmia, ophtalmie
ophthalmic, ophtalmique
ophthalmologist, ophtalmologiste
ophthalmology, ophtalmologie
ophthalmoplegia, ophtalmoplégie
ophthalmoscope, ophtalmoscope
opiate, opiacé
opioid, opioïde
opisthotonos, opisthotonos
opium, opium
opponens, opposant
opportunistic, opportuniste
opsonin, opsonine
optic, optique
 – **disk**, papille optique ; disque optique
 – **tract**, bandelette optique
optician, opticien
optics, optique
optimum, optimal
optometry, optométrie
oral, buccal ; oral
orally, par voie orale
orbicular, orbiculaire
orbit, orbite
orbital, orbitaire
orchidectomy, orchidectomie
orchidopexy, orchidopexie
orchiepididymitis, orchi-épididymite
orchis, testicule
orchitis, orchite
order, commande ; ordre
ordinate, ordonnée
organ, organe
 – **donation**, don d'organe
organic, organique
organism, micro-organisme ; organisme
orgasm, orgasme
oriental sore, bouton d'Alep ; bouton d'Orient
orientation, orientation
orifice, orifice
origin, origine
ornithosis, ornithose
oropharynx, oropharynx
orphan, orphelin
orthodontics, orthodontie
orthopedics, orthopédie
orthosis, orthèse
orthostatic, orthostatique
os, os
oscheal, scrotal
oscillating nystagmus, nystagmus pendulaire
oscillation, oscillation
osmolality, osmolalité
osmole, osmole

osmosis, osmose
osmotic, osmotique
– **fragility test**, résistance globulaire (épreuve de la)
osseous, osseux
ossicle, osselet
ossification, ossification
osteitis, ostéite
ostensibly, en apparence
osteoarthritis, arthrose
osteoarthropathy, ostéo-arthropathie
osteoarthrosis, ostéo-arthrose
ostéoarthrotomy, ostéo-arthrotomie
osteoblast, ostéoblaste
osteochondral, ostéocartilagineux
osteochondritis, ostéochondrite
osteochondroma, ostéochondrome
osteoclasis, ostéoclasie
osteoclast, myéloplaxe ; ostéoclaste
osteoclastoma, ostéoclastome ; tumeur à myéloplaxes
osteocyte, ostéocyte
osteodystrophy, ostéodystrophie
osteogenesis, ostéogenèse
osteolytic, ostéolytique
osteomalacia, ostéomalacie
osteomyelitis, ostéomyélite
osteopathy, ostéopathie
osteopetrosis, ostéopétrose
osteophony, conduction osseuse ; ostéophonie
osteophyte, ostéophyte
osteoplastic, ostéoplastique
osteoporosis, ostéoporose
osteosarcoma, ostéosarcome
osteosclerosis, ostéosclérose
osteotome, ostéotome
osteotomy, ostéotomie
ostium, orifice ; ostium
ostomy pouch, poche de stomie
otalgia, otalgie
otitis, otite
otolith, otolithe
otology, otologie
otomycosis, otomycose
otorhinolaryngology, otorhinolaryngologie
otosclerosis, otosclérose
otoscope, otoscope
ototoxic, ototoxique
outbreak, éclosion ; épidémie ; flambée
outcome, évolution ; issue
outdated, périmé
outer ear, oreille externe
outfit, équipement
outflow, débit
outgrowth, excroissance
outline, contour ; schéma
outlook, perspectives ; pronostic
outpatient, malade ambulatoire
output, débit ; produit ; rendement
outreach center, centre d'accueil médicosocial
outspread, étendu
outweigh, dépasser
ovariectomy, ovariectomie
ovariotomy, ovariotomie
ovaritis, ovarite
ovary, ovaire
over, terminé ; pendant
– **the counter preparation (OTC)**, médicament conseil ; médicament en vente libre
overactivity, suractivité
overage, excédent
overall, global
overcompensation, surcompensation
overconsumption, surconsommation
overdiagnosis, diagnostic par excès
overdosage, surdosage
overdose, surdose
overexposure, surexposition
overextension, hyperextension

overfeeding, suralimentation
overflow, débordement ; regorgement
overgrowth, hypertrophie
overheated, surchauffé
overlap, chevauchement
overlay, élément surajouté
overloading, surcharge
overlook, négliger
oversee drug manufacturing, contrôler la fabrication des médicaments
overshoot, dépassement ; inversion de potentiel
overstrain, surmenage
overstress, surmenage
overt, patent ; manifeste
overweight, surcharge pondérale
overview, vue d'ensemble
overworked, surmené
oviduct, oviducte
ovulation, ovulation
ovule, ovule
ovum, œuf
owing to, en raison de
own, propre
oxaluria, oxalurie
oxidation, oxydation
oximeter, oxymètre
oxycephaly, oxycéphalie
oxygen, oxygène
– **tent**, tente à oxygène
– **therapy**, oxygénothérapie
– **uptake**, consommation d'oxygène
oxygenation, oxygénation
oxyhemoglobin, oxyhémoglobine
oxyntic cell, cellule bordante
oxytocic, ocytocique
oxytocin, ocytocine
oxyuriasis, oxyurose
ozena, ozène
ozone, ozone

P

pace, allure ; pas ; rythme
pacemaker, entraîneur ; stimulateur cardiaque
pachydermia, pachydermie
pachymeningitis, pachyméningite
pacing, entraînement électrosystolique
pack, enveloppement ; tamponnement
package, colis ; paquet
- **deal**, forfait
- **insert**, notice

packaging, emballage ; conditionnement
pad, compresse ; serviette hygiénique ; bourrelet
page break, saut de page
page setup, mise en page
pain, algie ; douleur
- **rating**, évaluation de la douleur
- **relief**, soulagement de la douleur

painful, douloureux ; endolori
painless child-birth, accouchement sans douleur
painting, badigeonnage
pairing, appariement
palate, palais
palatoplegia, palatoplégie ; paralysie du voile du palais
palliative, palliatif
pallidectomy, pallidectomie
pallor, pâleur
palm, palmier ; paume
palmar, palmaire
palpation, palpation
palpebra, paupière
palpitation, palpitation
palsy, paralysie
paludism, paludisme
pamper, dorloter
pan, bac ; cuvette
panarthritis, panarthrite
pancarditis, pancardite
pancreas, pancréas
pancreatectomy, pancréatectomie
pancreatin, pancréatine
pancreatitis, pancréatite
pancreozymine, pancréozymine
pandemic, pandémique
panel, série ; tableau
pang, douleur vive
panhypopituitarism, panhypopituitarisme
panic attack, panique (attaque de)
panniculitis, hypodermite ; panniculite
panophthalmia, panophtalmie
panotitis, otite généralisée ; panotite
pap smear, frottis cervical
papilla, papille
papilledema, œdème papillaire
papillitis, papillite
papilloma, papillome
papule, papule
para-aminobenzoic acid (PABA), para-aminobenzoïque (acide) (PABA)
para-aminohippuric acid (PAH), para-aminohippurique (acide) (PAH)
paracentesis, paracentèse
paracusia, paracousie
parainfluenza, paragrippal ; parainfluenza
paralysis, paralysie
- **agitans**, paralysie agitante ; Parkinson (maladie de)

paralytic, paralytique
paramedian, paramédian
paramedical, paramédical
parametritis, paramétrite
parametrium, paramètre
paramnesia, paramnésie
paramount, capital
paranasal, paranasal
paranoia, paranoïa
paranoid, paranoïde
paraphimosis, paraphimosis
paraplegia, paraplégie
parapraxis, acte manqué
pararectal, pararectal
parasinus, sinus de la face
parasite, parasite
parasiticide, parasiticide
parasympathic, parasympathique
parathormone, parathormone
parathyroid, parathyroïde
paratyphoid, paratyphoïde
paravertebral, paravertébral
parenchyma, parenchyme
parenteral, parentéral
paresis, parésie
paresthesia, paresthésie
parietal, pariétal
– **cell**, cellule bordante
parietes, parois
parity, parité
Parkinson's disease, Parkinson (maladie de)
paronychia, paronychie
parosmia, parosmie
parotid, parotide
parotiditis, parotidite
paroxysm, accès ; paroxysme
paroxysmal, paroxysmal ; paroxystique
parthenogenesis, parthénogenèse
part, partie
particle, particule
parting, séparation
partition, cloisonnement
part-time job, emploi à temps partiel
parturition, accouchement ; parturition
pass stools, aller à la selle
passive, passif
– **smoking**, tabagisme passif
– **tremor**, tremblement de repos
password, mot de passe
past history, antécédents
paste, coller ; pâte
– **(special)**, collage spécial
pasteurization, pasteurisation
pasty, pâteux
patch, pièce ; plaque ; timbre
– **test**, épidermoréaction ; test percutané
patella, rotule
– **impact**, choc rotulien
patellectomy, patellectomie
patency, liberté ; perméabilité
patent, brevet
– **ductus arteriosus**, canal artériel systémique
– **foramen ovale**, perméabilité du foramen ovale
pathogenesis, pathogenèse ; pathogénie
pathogenic, pathogène ; pathogénique
pathognomonic, pathognomonique
pathological, anatomopathologique ; pathologique
pathology, anatomopathologie ; pathologie
pathophobia, pathophobie
pathway, voie
patient, malade ; patient
– **chart**, dossier de soin
pattern, modèle ; schéma
patulous, distendu ; ouvert
pay-as-you-go, retraite par répartition
peak, maximum ; pic

peakflow, débit de pointe
pectin, pectine
pectineal ligament, ligament de Cooper
pectoral, pectoral
– limb, membre supérieur
pectus, thorax
pediatrician, pédiatre
pediatrics, pédiatrie
pedicle, pédicule
pediculated, pédiculé
pediculosis, pédiculose ; phtiriase
peduncle, pédoncule
peeling, desquamation
peer, pair
– to peer, point à point
pegging, enclouage
pellagra, pellagre
pellet, pastille ; pellet
pellicle, pellicule
pelvic, pelvien
pelvimetry, pelvimétrie
pelvis, bassin ; pelvis
pemphigus, pemphigus
pendular, pendulaire
pendulous, pendant
penetration, pénétration
penicillin, pénicilline
penis, pénis ; verge
pension system, régime de retraite
pensioner, retraité
pentose, pentose
pentosuria, pentosurie
pepsin, pepsine
peptic, pepsique ; peptique
– ulcer, ulcère gastro-duodénal
peptide, peptide ; peptidique
perception, perception
percussion, percussion
perforation, perforation
perform, réaliser
performance, rendement
perfusion, perfusion
periaqueducal gray matter, substance grise périaqueducale
periarteritis, périartérite
– nodosa, périartérite noueuse
periarthritis, périarthrite
pericardial, péricardique
pericarditis, péricardite
pericardium, péricarde
perichondritis, périchondrite
perichondrium, périchondre
pericolitis, péricolite
pericorneal ring, anneau de Kayser-Fleicher
pericoronal flap, capuchon muqueux
perilymph, périlymphe
perimeter, périmètre
perinatalogy, médecine périnatale
perineal, périnéal
perineorrhaphy, périnéorraphie
perinephric, périnéphrétique
perineum, périnée
perineurium, périnèvre
period, période
periodic syndrome, maladie périodique
periodontal disease, parodontopathie
periosteal, périostique ; périostal
periosteum, périoste
periostitis, périostite
peripheral, périphérique
periproctitis, périproctite ; périrectite
peristalsis, péristaltisme
peritomy, péritomie
peritoneal, péritonéal
peritoneum, péritoine
peritonitis, péritonite
peritonsillar, périamygdalien
periurethral, périurétral
permanent teeth, dents permanentes
permeability coefficient, coefficient de perméabilité
permissiveness, laxisme
pernicious, pernicieux

pernio, engelures ; érythème pernio
peroneal, péronier
– **atrophy**, amyotrophie péronière de Charcot-Marie
perseveration, persévération
personal digital assistant, agenda électronique de poche
personality, constitution ; personnalité
perspiration, perspiration
pertussis, coqueluche
pes, pied
– **cavus**, pied creux
– **valgus**, pied plat
pessary, pessaire
pest, nuisible ; peste
pet, animal familier
– **scan**, tomographie par émission de positons
petechia, pétéchie
petrissage, pétrissage
petroleum jelly, vaseline
petrous, pétreux
– **bone**, rocher
pH, pH
phage typing, lysotypie
phagocyte, phagocyte
phagocytosis, phagocytose
phalange, phalange
phallic phase, stade phallique
phantom limb, membre fantôme
pharmacist, pharmacien
pharmacogenetics, pharmacogénétique
pharmacokinetics, pharmacocinétique
pharmacology, pharmacologie
pharmacy, pharmacie
pharyngeal, pharyngé
– **pouch**, poche pharyngée
pharyngectomy, pharyngectomie
pharyngitis, pharyngite
pharyngolaryngectomy, pharyngo-laryngectomie
pharyngoplasty, pharyngoplastie
pharyngotomy, pharyngotomie
pharyngotympanic tube, trompe auditive (d'Eustache)
pharynx, pharynx
phase-contrast microscope, microscope à contraste de phase
phenol red test, phénol sulfone phtaléine (épreuve à la)
phenotype, phénotype
phenylketonuria, phénylcétonurie
phlebectomy, phlébectomie
phlebitis, phlébite
phlebothrombosis, phlébothrombose ; thrombophlébite
phlebotonic, phlébotonique ; veinotonique
phlegmasia, phlegmatia
– **alba dolens**, phlegmatia alba dolens
phlyctenular, phlycténulaire
phobia, phobie
phonation, phonation
phoniatrics, phoniatrie
phonocardiogram, phonocardiogramme
phonocardiograph, phonocardiographe
phosphate, phosphate
phosphaturia, phosphaturie
phospholipid, phospholipide
phosphonecrosis, phosphonécrose
photobiology, photobiologie
photochimiotherapy, photochimiothérapie
photophobia, photophobie
photosensitization, photosensibilisation
photosetting, photocomposition
phrenic, diaphragmatique ; phrénique
phrenicectomy, phrénicectomie
phrenoplegia, paralysie diaphragmatique ; phrénoplégie

physiatrics, physiothérapie
physical science, sciences physiques
physical therapy, kinésithérapie
physician, médecin
physicist, physicien
physiological saline, sérum physiologique
physiology, physiologie
physiotherapy, kinésithérapie ; physiothérapie
physique, état physique
phytic acid, phytique (acide)
pia mater, pie-mère
pica, pica
pick up, capteur
picture, cliché ; dessin ; image
pigeon chest, thorax en carène
pigment, pigment
pigmentation, pigmentation
piles, hémorroïdes
pill, pilule
pillow, oreiller
pilonidal cyst, sinus pilonidal
pilosis, hirsutisme
pimple, bouton
pin, broche ; clou ; épingle
pineal gland, épiphyse
pinguecula, pinguécula
pink disease, acrodynie
pinning, embrochage
pinocytosis, pinocytose
pinprick, piqûre d'épingle
pinworm, oxyure
pipe, tuyau
pipet, pipette
pit, fossette ; trou
pitch, hauteur d'un son
pituitary gland, hypophyse
pityriasis rosea, pityriasis rosé de Gibert
placebo-controlled, contre-placebo
placenta, placenta
– **praevia**, placenta praevia
placental, placentaire
– **barrier**, barrière placentaire
– **birth**, délivrance
plagiocephaly, plagiocéphalie
plague, peste
plain, simple
plait, tresse
planning, planification
plant, installation industrielle
plantar, plantaire
– **fibromatosis**, aponévrosite plantaire
– **wart**, verrue plantaire
plasma, plasma
– **cell**, plasmocyte
– **exchange**, plasmaphérèse
plasmacytosis, plasmocytose
plasmapheresis, plasmaphérèse
plaster, emplâtre ; plâtre ; pansement adhésif
plastic, plastique
plate, cliché ; plaque ; assiette
platelet, plaquette ; thrombocyte
– **clumping**, agrégation plaquettaire
– **suppressive agent**, antiagrégant plaquettaire
pledget, tampon d'ouate
pleomorphism, pléomorphisme
plethora, pléthore
plethysmograph, pléthysmographe
pleura, plèvre
– **cervical-**, dôme pleural
pleural effusion, pleurésie
pleurisy, pleurésie
plexus, plexus
plica, pli ; plicature ; repli
plight, état critique
plug, bouchon ; branchement ; prise ; tampon
plumbism, saturnisme
pneumatocele, pneumatocèle
pneumaturia, pneumaturie
pneumococcus, pneumocoque
pneumoconiosis, pneumoconiose

pneumogastric nerve, pneumogastrique (nerf) ; vague (nerf)
pneumonectomy, pneumonectomie
pneumonia, pneumonie
pneumopathy, pneumopathie
pneumoperitoneum, pneumopéritoine
pneumothorax, pneumothorax
pock, pustule
poikilocytosis, poïkilocytose
point, point
– **out**, désigner
poison, poison ; venin
polar body, globule polaire
pole, sondage d'opinion
policy, ligne de conduite
polioencephalitis, polioencéphalite
poliomyelitis, poliomyélite
pollution, pollution
polyarteritis nodosa, périartérite noueuse
polyarthritis, polyarthrite
polychondritis, polychondrite
polycystic, polykystique
polycythemia, polycythémie ; polyglobulie
– **vera**, polyglobulie essentielle
polydactyly, polydactylie
polydipsia, polydipsie
polygon of support, polygone de sustentation
polymenorrhea, polyménorrhée
polymorphism, polymorphisme
polymyositis, polymyosite
polyneuritis, polynévrite
polyneuropathy, polyneuropathie
polyopia, polyopie
polyposis, polypose
polypus, polype
polysaccharide, polyoside ; polysaccharide
polysialia, polysialie ; ptyalisme ; sialorrhée
polyuria, polyurie
pomade, pommade
pompholyx, dyshidrose ; pompholyx
pons, protubérance annulaire
pontine, protubérantiel
pooh, caca
pool, réservoir
popliteal, poplité
pore, pore ; trou
porphyria, porphyrie
porphyrin, porphyrine
portal, portail ; porte
position, position ; posture
positive, positif
posology, posologie
postabortal, post-abortum
posterior chamber of eye, chambre postérieure de l'œil
posterior columms, voies cordonales postérieures
postinfectious, post-infectieux
postmaturity, grossesse prolongée ; post-maturité
postmortem changes, phénomènes cadavériques
postpartum psychosis, psychose puerpérale
postpone, différer
postponement, ajournement
post-term pregnancy, grossesse prolongée
postural, postural
postvaccinal, post-vaccinal
postvoiding, post-mictionnel
potency, dilution ; puissance
potential, potentiel
pouch, bourse ; poche
pound, livre (0,453 kg)
pounding, martelage
pour, verser
powder, poudre
power, pouvoir ; puissance
– **cut**, coupure de courant
– **output**, puissance
– **spectrum**, spectre de puissance

powerful, puissant
pox, vérole
practice, clientèle ; exercice ; pratique
practitioner, médecin ; praticien
prattle, babil
preauricular, préauriculaire
precancerous, précancéreux
precipitin, anticorps précipitant ; précipitine
precocious, précoce
precordialgia, précordialgie
precordium, précordium ; région précordiale
preferred provider organizations (USA), structure de soins
pregnancy, grossesse
pregnant, enceinte
prejudice, préjugé
premarital certificate, certificat prénuptial
premature, prématuré
prematurity, prématurité
premenstrual, prémenstruel
premolar, prémolaire
prenatal, prénatal
– **care**, hygiène de la grossesse
prepuce, prépuce
prerequisite, prérequis
presbyacusia, presbyacousie
presbyophrenia, presbyophrénie
presbyopia, presbytie
prescriber, prescripteur
prescription, ordonnance ; prescription
presentation, présentation
presenting symptom, symptôme révélateur
presently, tout à l'heure
press, presse
– **clipping**, coupure de presse
– **pack**, dossier de presse
– **proof**, bon à tirer
pressor amines, amines pressives
pressor point, point de pression
pressure, compression ; pression ; tension
– **reducer**, détendeur
– **sore**, escarre de pression
presystole, présystole
prevent, éviter
previous state, état antérieur
priapism, priapisme
price setting, tarification
prick, piqûre
prickle-cell layer, couche de cellules à épines
prickly heat, bourbouille
primary, primaire
prime, apogée ; sensibiliser
primipara, primipare
print, imprimer ; empreinte ; caractère
– **preview**, aperçu avant impression
printer, imprimante
printing, impression ; tirage
prior, antérieur
privacy, vie privée
probe, enquête ; sonde ; stylet
probing, sondage
procedure, modalité
process, apophyse ; procédé ; processus
processing, traitement
procidentia, procidence ; prolapsus
proconvulsant, épileptogène
proctalgia, proctalgie
proctectomy, proctectomie
proctitis, proctite ; rectite
proctocele, proctocèle
proctoscopy, proctoscopie
prodromal period, période prodromique
product, produit
proficiency, compétence
progeny, progéniture
progeria, progérie
progesterone, progestérone
proglottis, proglottis

prognosis, pronostic
progress, avancement ; évolution
progressive, évolutif ; progressif
projection, projection
prolactin, prolactine
prolapse, procidence ; prolapsus
prolapsed cord, procidence du cordon
prolapsed disc, hernie discale
promonocyte, monoblaste ; promonocyte
promontory, promontoire
pronation, pronation
prone, procubitus
proneness, prédisposition
proof, preuve ; épreuve
– **correction mark**, signe de correction
– **reading**, correction d'épreuves
propellent, pulseur
propensity, tendance
proper, adéquat ; propre
prophylaxis, prophylaxie
proprietary name, dénomination commerciale
proprioceptor, propriocepteur
proptosis oculi, protrusion oculaire
prostacyclin, prostacycline
prostaglandin, prostaglandine
prostate, prostate
prostatectomy, prostatectomie
prosthesis, prothèse
prostration, abattement ; prostration
protein, protéine
proteinuria, protéinurie
proteolysis, protéolyse
prothrombin, prothrombine
protoplasm, protoplasme
prototype, prototype
protozoa, protozoaire
protracted disease, maladie chronique
protuberance, éminence ; protubérance
prove, prouver
provide, fournir
provided that, pourvu que
provitamin, provitamine
proximal, proximal
pruritus, prurit
pseudarthrosis, pseudarthrose
pseudobulbar palsy, paralysie pseudobulbaire
pseudomnesia, déjà-vu
pseudopod, pseudopode
psittacosis, psittacose
psoitis, psoïtis
psoriasis, psoriasis
psychasthenia, psychasthénie
psyche, esprit ; psychisme
psychiatry, psychiatrie
psychic apparatus, appareil psychique
psychogenic, psychogène
psychological dependance, addiction ; psychodépendance
psychologist, psychologue
psychology, psychologie
psychoneurosis, psychonévrose
psychopath, psychopathe
psychopathology, psychopathologie
psychosis, psychose
psychosomatic, psychosomatique
psychotherapy, psychothérapie
pterigium, ptérigion
ptosis, ptose ; ptosis
ptyalin, amylase salivaire ; ptyaline
ptyalism, ptyalisme ; sialorrhée
puberty, puberté
pubis, pubis
public health medicine, médecine de santé publique
public sector borrowing requirement, besoin de financement du secteur public
publish, publier ; éditer

pudendal, honteux ; pudendal ; vulvaire
pudendum muliebre, vulve
puerpera, accouchée
puerperium, puerpéralité ; puerpérum ; suite de couches
puff, bouffée
puffed, essoufflé
puffiness, bouffissure
pull, tirer
  – out, supplément détachable
pulmonary, pulmonaire
  – heart disease, cœur pulmonaire
  – stenosis, rétrécissement pulmonaire
  – trunk, artère pulmonaire
pulp, pulpe ; pilonner
pulpitis, pulpite
pulsation, pulsation
pulse, pouls
pulsus alternans, pouls alternant
pump, pompe
puncture, piqûre ; ponction
pupil, pupille
purchase, achat
purpose, but ; objet
purpura, purpura
purring, cataire
purulent, purulent ; suppuré
pus, pus
pustula maligna, charbon
pustule, pustule
putrefaction, putréfaction
pyelitis, pyélite
pyelography, pyélographie
pyelolithotomy, pyélolithotomie
pyemia, septicopyohémie ; pyémie
pyknic, pycnique
pyknosis, pycnose
pyloric, pylorique
pyloroplasty, pyloroplastie
pylorus, pylore
pyoderma, pyodermite
pyogenic, pyogène
pyometra, pyomètre ; pyométrie
pyonephrosis, pyonéphrose
pyorrhea, pyorrhée
pyosalpinx, pyosalpinx
pyramidal, pyramidal
pyramid, pyramide
pyrexia, fièvre ; pyrexie
pyridoxin, pyridoxine
pyrogen, pyrogène
pyrosis, pyrosis
pyuria, pyurie

Q

Q fever, fièvre Q
quack, charlatan
quadrate, carré
quadriceps, quadriceps
quadrigemina bodies, tubercules quadrijumeaux
quadriplegia, quadriplégie ; tétraplégie
qualify, qualifier
  – as, obtenir un diplôme
  – for, remplir les conditions pour
quality factor, facteur de qualité
quality system, système de contrôle de la qualité
quarantine, quarantaine
quartan fever, fièvre quarte
quarterly, trimestriel
quaver, chevrotement
queer, étrange
quench, éteindre
  – one's thirst, désaltérer (se)
querulousness, quérulence
question mark, point d'interrogation
quick, rapide
quiescent, dormant
quiet, calme
quinsy, angine phlegmoneuse
quite, entièrement
quiver, tremblement
quota, contingent
quotation, citation
  – mark, guillemet
quote, citer
quotient, quotient

R

rabbeting, engrènement
rabies, rage
racemose, racémeux
rack, étagère
radial, radial
radiant energy, radiance
radiation, radiation ; rayonnement
radical, radical
radiculitis, radiculite
radioactive, radioactif
 – **isotope**, isotope radioactif
radioactivity, radioactivité
radiobiology, radiobiologie
radioepithelitis, radiomucite
radiography, radiographie
radio-immunoassay, dosage radio-immunologique
radiologist, radiologiste ; radiologue
radiology, radiologie
radionuclide, isotopique ; radionucléide
radiosensitivity, radiosensibilité
radiotherapy, radiothérapie
radix, racine
rage, fureur
raise, élever
rale, râle
ramus, branche ; rameau
random, hasard (au)
 – **allocation**, répartition aléatoire
 – **variable**, variable aléatoire
range, étendue ; gamme ; intervalle
 – **from...to**, varier de … à
ranula, grenouillette ; ranula
rape, viol
rapid eye movement (REM), mouvement oculaire rapide (MOR)
rash, exanthème ; rash
rat bite fever, sodoku
rate, fréquence ; taux ; vitesse
rating, évaluation
 – **scale**, échelle d'appréciation
 – **system**, système de cotation
ratio, indice ; rapport
rationalization, rationalisation
rattle, râle
raucous, rauque
rave, délirer
raw data, données brutes
ray, rayon ; rayonnement
reach, atteinte ; portée
reaction, réaction
reactive, réactif
 – **depression**, dépression réactionnelle
reactivity, réactivité
reader, lecteur
readout, affichage
readiness, disponibilité
reading, lecture
reagent, réactif
 – **strip**, bandelette réactive
realignment, reposition
real time, temps réel
reappraisal, réévaluation
reassess, réévaluer
rebound, rebond
rebreathing, réinhalation de l'air expiré
recall, rappel
receptive field, champ récepteur
receptor, récepteur
recessive, récessus ; fossette ; récessif
rechallenge, réintroduction
reciprocal inhibition, inhibition réciproque
reclined position, décubitus
recognition, reconnaissance

recoil pressure, pression de rétraction élastique
recombination, recombinaison
reconstructive surgery, chirurgie réparatrice
record, enregistrement ; tracé ; disque
recorder, enregistreur
recording, enregistrement
recovery, guérison
recruitment, recrutement
rectal, rectal
 – digital examination, toucher rectal
rectocele, rectocèle
rectoscopy, rectoscopie
rectosigmoidectomy, rectosigmoïdectomie
rectovesical septum, aponévrose de Denonvilliers
rectus abdominis muscle, grand droit de l'abdomen(muscle) ; rectus abdominis (muscle)
recumbent, couché ; décubitus
recur, récidiver
recurrence, rechute ; récurrence ; récidive
red blood cell, érythrocyte ; hématie
red nucleus, noyau rouge
redness, rougeur
reduction, réduction
reference, référence
referred pain, douleur projetée
refinement, mise au point
reflex, réflexe
 – time, réflexogramme
reflux, reflux
refraction, réfraction
refractory phase, période réfractaire
refrigeration, réfrigération
refund, rembourser
refusal, refus
refuse, déchets
regard, estime
regardless of, quel que soit
regards, amitié
regimen, régime
region, partie ; région
regional, régional
register, enregistrer
regression, régression
regulation, régulation
regurgitation, régurgitation
rehabilitation, réadaptation ; rééducation
rehearsal, répétition
reimburse, rembourser
reinforce, renforcer
reissue, réédition
rejection, rejet
relapse, rechute
relapsing fever, borréliose ; fièvre récurrente
related, apparenté ; en rapport avec
relation, contact ; rapport ; relation
relationship, rapport ; relation
relatives, parents
relaxant, décontracturant
relaxin, relaxine
release, libération ; relargage ; parution
 – on the market, mise sur le marché
releasing hormone, hormone de libération
relevant, pertinent
reliability, sécurité ; fiabilité
reliable, fiable
relief, soulagement
relieve, soulager
reluctance, réticence
rely, compter sur
REM sleep (REMS), sommeil paradoxal (SP)
remain, rester
remembrance, souvenir
remission, rémission
remittent fever, fièvre rémittente

remnent, résidu
remote, distance (à)
- **control**, télécommande
removal, ablation ; enlèvement ; retrait
renal, rénal
- **adenocarcinoma**, néphrocarcinome
- **calculus**, lithiase rénale
- **colic**, colique néphrétique
- **disease**, néphropathie
- **failure**, insuffisance rénale
- **impairment**, insuffisance rénale
- **pelvis**, bassinet rénal
- **threshold**, seuil rénal
- **tubular acidosis**, acidose tubulaire rénale
renin, rénine
repair, réparation
reparative surgery, chirurgie correctrice
repeat, répétition
repellent, répulsif
replacement, remplacement
- **therapy**, traitement substitutif
report, compte-rendu ; rapport
reportable disease, maladie à déclaration obligatoire
reported, déclaré
repression, refoulement ; répression
reproduction, reproduction
request, demande
require, nécessiter
requirement, besoin ; exigence ; nécessité
rescue, sauvetage
research, recherche
researcher, chercheur
resection, résection
resectoscope, résecteur
reset, remise à zéro
resident, interne
residual, résiduel
- **urine**, résidu vésical
- **volume (RV)**, air résiduel ; volume résiduel (VR)
residue, résidu vésical
resilient nystagmus, nystagmus à ressort
resin, résine
resistance, résistance
resistant rickets, rachitisme vitaminorésistant
resolution, résolution
resolvant, résolutif
resonance, résonance
resort, ressource
respiration, respiration
respirator, respirateur
respiratory, respiratoire
- **distress syndrome**, détresse respiratoire (syndrome de)
response, réaction ; réponse
responsible, responsable
responsive, sensible
rest, repos
restate, reformuler
resting potential, potentiel de repos
restless legs, jambes sans repos ; impatiences
restlessness, instabilité psychomotrice
resume, reprendre
resumption of menses, retour de couches
resuscitation, réanimation
retain, conserver
retardation, retard
retarded growth, retard staturopondéral
retching, haut-le-cœur
rete, réseau
retention, rétention
reticular, réticulaire ; réticulé
reticulate, réticulé
reticulocyte, hématie granuleuse ; réticulocyte
reticulocytosis, réticulocytose

reticuloendothelial, réticulo-endothélial
réticulosis, réticulose
reticulum cell sarcoma, réticulosarcome
retina, rétine
retinal detachment, décollement de rétine
retinitis, rétinite
retinoblastoma, rétinoblastome
retinopathy, rétinopathie
retired, retraité
retirement, retraite
 – home, maison de retraite
retort, cornue
retraction, rétraction
retractor, écarteur ; rétracteur
retraining, recyclage
retrobulbar optic neuritis, névrite optique rétrobulbaire
retroflexed uterus, utérus rétrofléchi
retrograde, rétrograde
retroperitoneal, rétropéritonéal
retropharyngeal, rétropharyngé ; rétropharyngien
return, retour
reuptake, recaptation
reversal, renversement
reverse, inverse
review, analyse ; synthèse ; revue ; critique
 – article, article de synthèse
 – panel, comité de relecture
reviewer, critique
reward, récompense
rhagade, rhagade
rheumatic, rhumatismal
 – fever, rhumatisme articulaire aigu
 – heart disease, cardiopathie rhumatismale
rheumatism, rhumatisme
rheumatoid arthritis, polyarthrite rhumatoïde
rhinitis, rhinite
rhinoplasty, rhinoplastie
rhinorrhea, rhinorrhée
rhinoscopy, rhinoscopie
rhizotomy, radicotomie ; rhizotomie
rhodopsin, pourpre rétinien ; rhodopsine
rhomboid, rhomboïde
rhonchus, ronchus
rhythm, rythme
rib, côte
 – cage, cage thoracique
ribbon, ruban
riboflavin, lactoflavine ; riboflavine ; vitamine B2
ribonuclease, ribonucléase
ribonucleic acid (RNA), ribonucléique (acide) (ARN)
ribosomal RNA, ARN ribosomal
rickets, rachitisme
rickettsia, rickettsie
rider's bone, ostéome des cavaliers
ridge, crête
right, droit
rightly or wrongly, tort ou à raison (à)
rigidity, rigidité
rigor mortis, rigidité cadavérique
ring, anneau
 – finger, annulaire
ringworm, dermatophytose ; teigne
ripeness, maturité
rise, ascension
risk, risque
 – benefit ratio, rapport bénéfices/risques
risus sardonicus, rictus sardonique
road, route
 – casualty, accidenté de la route
 – safety, sécurité routière
 – traffic accident, accident de la voie publique
rocking, balancement

rod, bâtonnet
rodent, rongeur
Roentgen, Roentgen
roof, toit ; voûte
room, chambre ; pièce
root, racine
rope, corde
roseola, roséole
rotation, rotation
rotator cuff, coiffe des rotateurs
rough, approximatif ; rugueux ; brouillon
roughly, approximativement
round, rond ; tournée
  – ligament, ligament rond
route, voie d'administration
routine, systématique
royalty, droit d'auteur
rub, frottement
  – down, frictionner
rubber, caoutchouc
rubefacient, rubéfiant
rubella, rubéole
rude, grossier
rug, couverture
rugine, rugine
rule, règle
ruling out, excluant
run, tirage
  – around, tourniole
running head, titre courant
running suture, surjet
runny nose, nez qui coule
rupia, rupia
rupture, hernie ; rupture
rye smut, ergot de seigle

S

sac, sac
saccharin, saccharine
saccoradiculography, saccoradiculographie
sacral, sacré
  – canal, canal sacré
sacralization, sacralisation
sacrum, sacrum
saddle joint, articulation en selle
sadism, sadisme
sadness, tristesse
safe, inoffensif ; sûr
safety, sécurité ; tolérance
  – data, données de pharmacovigilance
  – rail, barre de soutien
  – test, test d'innocuité
sag foot, pied rond
sagittal, sagittal
  – suture, suture sagittale
Saint Vitus' dance, Saint-Guy (danse de)
sale, vente
saline, solution salée ; salin
saliva, salive
salivary gland, glande salivaire
salivation, salivation
salpingectomy, salpingectomie
salpingitis, salpingite
salpingography, salpingographie
salpingostomy, salpingostomie
salpinx, tube
salt, sel
salt-free diet, régime sans sel
saluretic, salidiurétique
sample, échantillon ; exemple ; prélèvement
sampling, échantillonnage
sanatorium, sanatorium
sand, sable
sandfly fever, fièvre à phlébotome
sane, sain d'esprit
sanious, sanieux
sanitary cordon, cordon sanitaire
sanitary towel, serviette hygiénique
sanitation, hygiène publique
sanity, intelligence normale ; raison
saphena, saphène
saponify, saponification
saprophyte, saprophyte
sarcoid, sarcoïde
sarcoidosis, Besnier-Boeck-Schaumann (maladie de) ; sarcoïdose
sarcolemma, sarcolemme
sarcoma, sarcome
sartorius muscle, couturier (muscle) ; sartorius (muscle)
satiety, satiété
saturation, saturation
saturday night palsy, paralysie des amoureux
savings, épargne
saw, scie
scab, croûte
scabies, gale ; scabies
scabietic, psorique
scald, brûlure
scalding, bouillant
scale, balance ; écaille ; échelle
scalp, cuir chevelu ; scalp
scalpel, scalpel ; bistouri
scan, balayage ; scintigraphie
scanning microscope, microscope à balayage
scanty, insuffisant
scaphocephaly, scaphocéphalie
scaphoid bone, scaphoïde carpien
scapula, omoplate
scapulalgia, scapulalgie

scar, cicatrice
scarce, réduit ; rare
scare, effrayer
scarf, écharpe
scarification, scarification
scarlet fever, scarlatine
scarring, cicatrisation
scatter, dispersion
schedule, horaire ; programme ; schéma
scheme, plan ; projet
schistocyte, schistocyte ; schizocyte
schistosomiasis, schistosomiase
schizophrenia, schizophrénie
scholar, universitaire
scholarship, bourse d'étude
school, école
sciatica, sciatalgie ; sciatique
science, science
scimitar syndrome, syndrome du cimeterre
scintigraphy, scintigraphie
scintillation, scintillation
scirrhus, squirrhe
scissors, ciseaux
sclera, sclérotique
scleritis, sclérite
sclerodactylia, sclérodactylie
sclerodermia, sclérodermie
sclerosis, sclérose
sclerotic, sclérotique
sclerotomy, sclérotomie
scolex, scolex
scoliosis, scoliose
scope, étendue ; portée
scopophilia, scopophilie ; voyeurisme
score, cotation ; score
scotoma, scotome
scrape, éraflure
scratch, égratignure
scream, hurler
screen, écran
screening, criblage ; dépistage
screw, vis
  – tap, taraud
scrotal, scrotal
  – hydrocele, hydrocèle vaginale
scrotum, bourse ; scrotum
scrub, récurer
scurf, dartre ; pellicule
scurvy, scorbut
scutulum, godet
scybalum, scybales
sea, mer
seal, joint
seals, scellés
seam, couture
search, recherche
seat, siège
sebaceous, sébacé
  – gland, glande sébacée
seborrhea, séborrhée
second hand , occasion (d')
secretin, sécrétine
secretion, sécrétion
section, coupe ; section
secure, sûr
sedative, calmant ; sédatif
sedimentation rate, vitesse de sédimentation
seeding, ensemencement
segmental, segmentaire
segmentum apicale, segment de Fowler
segregation, isolement ; ségrégation
seizure, attaque ; crise ; ictus
  – like, épileptiforme
selection, sélection
self-, auto-
self-control, maîtrise de soi
self-esteem, estime de soi
self-medication, auto-médication
self-rating scale, autoévaluation (échelle d')
self-regulation, autorégulation
semen, sperme
  – analysis, spermogramme
semicircular canal, canal semicirculaire

semilente insulin, insuline-zinc
semilunar, semi-lunaire
seminal fluid, sperme
seminiferous tubules, tubes séminifères
seminoma, séminome
senescence, sénescence ; vieillissement
senile, sénile
senility, sénilité
sensation, sensation
sense, sens ; sensibilité
sensibility, sensibilité
sensible, perceptible ; sensé ; sensible
sensitive, sensible ; sensitif
sensitivity, sensibilité
sensitization, sensibilisation
sensitized, sensibilisé
sensorial, sensoriel
sensory nerve, sensitif (nerf)
sentence, phrase
sepsis, infection bactérienne ; sepsie
septic, septique
septicemia, septicémie
septum, cloison ; septum
sequela, séquelle
sequence, séquence
sequential, successif
sequestrum, séquestre
serial, sérié
series, série
serosity, sérosité
serotherapy, sérothérapie
serotonin, sérotonine
serous, séreux
serpiginous, serpigineux
serrated suture, suture dentée
serum, sérum
sessile, sessile
set, assortiment ; jeu ; série
 – **point**, point de repérage
 – **the budget**, établir un budget
 – **up**, installation
setting, cadre ; contention ; milieu
 – **up**, instauration
settlement, accord
severe, grave
sewage, eaux usées
sewer, égoût
sex, sexe
 – **linked**, lié au sexe
 – **ratio**, sex-ratio ; taux de masculinité
sexual intercourse, rapport sexuel
sexually transmitted disease (STD), maladie sexuellement transmissible (MST)
shadow, ombre ; silhouette
shaft, corps ; tige
shake, tremblement
shaking, ébranlement
sham, factice
shape, forme
share, action boursière ; partager
shareware, logiciel
sharp, aigu ; vif
 – **pain**, douleur exquise
sharpened, aiguisé
sharpness, netteté ; acuité
shearing, cisaillement
sheath, gaine
shedding, chute ; mue
sheet, couche ; drap ; feuille
shelf, étagère
shell, coquille
shellfish, coquillage
sheltered employment, emploi protégé
shield, blindage ; écran
shift, déplacement ; équipe ; poste
 – **work**, travail posté
shin, tibia
shingles, zona
shipment, expédition
shiver, frisson
shock, choc
shoe, chaussure

short, court ; petit
- **circuit**, court-circuit
- **term**, court terme (à)

shortsighted, myope
short term, court terme (à)
shortening, raccourcissement
shot, coup ; injection ; prise de vue
shoulder, épaule ; scapulaire
- **blade**, omoplate

shout, cri
shrewdness, perspicacité
shrinkage, rétrécissement
shunt, dérivation ; shunt
shut, fermer
- **down**, éteindre

shutter, obturateur
shuttle, navette
sialadenitis, sialadénite
sialogogue, sialagogue
sialolith, sialolithe
siblings, fratrie
sibship, fratrie
sick, malade
- **leave**, congé de maladie

sickbed wire frame, cerceau de lit
sickle-cell anemia, drépanocytose
sickness, mal ; maladie
side, côté
- **effect**, effet secondaire

siderosis, sidérose
sideways, côté (de)
sieve, tamis
sigh, soupir
sight, vue
sigmoid, sigmoïde
sigmoidoscopy, sigmoïdoscopie
sigmoidostomy, sigmoïdostomie
sign, signe ; symptôme
signal, signal
signature, label
significant, important ; significatif
silent, silencieux
silicosis, silicose
silly, bête
silver, argent
simple, simple
- **protein**, holoprotéine

simulation, simulation
simulator, simulateur
sinew, tendon
singe, petite brûlure
singer's node, nodule vocal
single, célibataire ; seul ; unique
- **blind test**, essai en simple insu
- **bond**, liaison simple
- **use**, usage unique (à)
- **ventricle**, ventricule unique

sinistrocardia, sinistrocardie ; lévocardie
sinistrotorsion, lévorotation
sink, évier ; puits
sinoatrial, sino-auriculaire
- **node**, sino-ariculaire (nœud) ; Keith et Flack (nœud de)

sinus, sinus
- **arrhythmia**, arythmie sinusale

sinusitis, sinusite
sinusoid, sinusoïdal ; sinusoïde
sip, siroter
site, lieu ; site
sitting, assis
size, grandeur ; taille
skeleton, squelette
skill, adresse ; compétence ; habileté
skim milk, lait écrémé
skin, peau
- **lesion**, lésion cutanée
- **rash**, éruption cutanée

skinfold, pli cutané
skull, crâne
slackening, ralentissement
sleep, sommeil
- **apnea**, apnée du sommeil
- **treatment**, sommeil (cure de)

sleep-walking, somnambulisme
sleeping pill, somnifère
sleeping sickness, sommeil (maladie du)

sleeplessness, insomnie
sleeve, manche
slice, coupe ; tranche
slide, lame ; diapositive
sliding filament, filament glissant
slight, frêle ; léger
slimming diet, régime amaigrissant
sling, écharpe ; fronde
slipped disk, hernie discale
slippers, pantoufles
slipping, glissement
slope, pente
slow, lent
  – wave sleep, sommeil à ondes lentes
sludge, boue ; fango
sluggish, lent
slurring, empâtement
small, petit
smallpox, variole
smear, frottis
smegma, smegma
smell, odeur ; odorat
smoking, tabagisme
smooth muscle fiber, fibre musculaire lisse
snake, serpent
snap, claquement
snapping finger, doigt à ressort
snapping hip, hanche à ressaut
sneeze, éternuement
sniffing, reniflement
snore, ronfler
snort, renifler
snow blindness, ophtalmie des neiges
soaked, trempé
soap, savon
sob, sanglot
social worker, assistante sociale
sock, chaussette
socket, cavité articulaire ; douille ; fourreau
sodium chloride, chlorure de sodium
soft, doux ; mou
  – radiation, rayonnement mou
softening, adoucissement ; ramollissement
software, logiciel
soil, sol ; souiller ; terre
soiled dressing, pansement usagé
solar plexus, plexus solaire
sole, plante du pied
soleus muscle, soléaire (muscle) ; soleus (muscle)
solid, solide
solution, solution
solvent, solvant
somatic, somatique
something, quelque chose
somnambulism, somnambulisme
soot, suie
soothe, calmer
sophisticated, perfectionné
soporific, soporifique ; somnifère
sore, bouton ; douloureux ; lésion ; plaie
  – ear, otite
  – throat, angine
sorrow, peine
soul, âme
sound, bruit ; sain ; son ; sonde
sour, acide ; aigre
source, source
spa, source thermale
space, espace ; loge
  – blanket, couverture de survie
span, empan ; portée
sparing, économe
spark, étincelle
sparse, rare
spasm, spasme
spasmolytic, spasmolytique
spastic, spastique
spasticity, spasticité
spatula, spatule
species, espèce
specific, spécifique
specimen, échantillon ; spécimen
spectacles, lunettes

spectrometry, spectrométrie
spectroscope, spectroscope
spectrum, spectre
speculum, spéculum
speech, discours ; langage
- **center**, langage (centre du)
- **therapist**, orthophoniste
speed, vitesse
spell, accès ; crise
- **checker**, correcteur orthographique
spending, dépense
sperm, sperme
spermatic cord, cordon spermatique
spermatocele, spermatocèle
spermatogenesis, spermatogenèse
spermatozoon, spermatozoïde
spermicide, spermicide
sphenoid, cunéiforme
sphenoidal sinus, sinus sphénoïdal
spherocyte, sphérocyte
spherocytosis, sphérocytose
sphincterotomy, sphinctérotomie
sphygmograph, sphygmographe
sphygmomanometer, sphygmomanomètre
spica, spica
spicule, spicule
spider, araignée
- **nevus**, angiome stellaire
spike, pic ; pointe
- **and wave complexes**, complexes pointe-onde
spillage, déversement
spina, épine
spinal, spinal ; rachidien
- **bulb**, bulbe spinal
- **cord**, moelle spinale
- **ganglion**, ganglion spinal
- **muscular atrophy**, amyotrophie spinale
- **nerve**, spinal (nerf)
- **reflex**, réflexe médullaire
- **shock**, sidération médullaire
spindle, fuseau
spine, colonne vertébrale ; épine ; rachis
- **of vertebra**, apophyse épineuse
spirograph, spirographe
spirometer, spiromètre
spit, cracher
spitoon, crachoir
splanchnic nerves, splanchniques (nerfs)
spleen, rate ; spleen
splenectomy, splénectomie
splenic, splénique
splenomegaly, splénomégalie
splicing, épissure
splint, attelle ; gouttière
splinter, éclat ; esquille
split brain, déconnexion interhémisphérique
split product, produit de dégradation
splitting, clivage ; dédoublement
spoiled, avarié ; gâté
spondyle, vertèbre
spondylitis, spondylite
spondylolisthesis, spondylolisthésis
spondylolysis, spondylolyse
sponge, éponge
spongiosis, spongiose
sponsor, financer
spontaneous, spontané
spoon, cuillère
spoonful, cuillérée
sporadic, sporadique
sporotrichosis, sporotrichose
sport, sport
spot, tache
spotted fever, fièvre éruptive
sprain, entorse ; foulure
spray, aérosol ; pulvérisation
spread, dissémination ; propagation

spreadsheet, feuille de calcul
spring, ressort ; printemps
sprout, bourgeon
spur, éperon
 – **cell**, acanthocyte
sputum, crachat ; expectoration
squama, écaille ; squame
squamous, squameux
 – **epithelium**, épithélium pavimenteux
square, carré
 – **root**, racine carrée
squash, écraser
squat, s'accroupir
squeeze, comprimer
squid, calmar
squint, strabisme
squirm, tortiller (se)
squirt, gicler
stab wound, plaie par arme blanche
stabbing pain, douleur en coup de poignard
stacking, empilement
staff, personnel
stage, étape ; stade
staggering, titubant
staging, stadification
stain, colorant
staining, coloration
stainless, inoxydable
staircase, escalier
stalk, tige
stamina, vigueur
stammering, balbutiement
stance , posture
standard, étalon ; norme ; standard
 – **deviation**, écart-type
 – **error**, erreur-type
stand-by mode, mode veille
standing, debout
stapedectomy, stapédectomie
stapedius muscle, étrier (muscle de l') ; stapedius (muscle)
stapes, étrier ; stapes
staphyloma, staphylome
staphylorrhaphy, staphylorraphie
star, étoile ; stellaire
starch, amidon
start, début ; démarrer
startle, sursauter
starvation, famine
starved, affamé
stasis, stase
state, état
statement, affirmation
static, statique
station, gare
statistics, statistique(s)
stature, stature ; taille
status, état ; état de mal ; status
stay, séjour
steady, ferme ; solide
 – **state**, état d'équilibre
steal, détournement ; vol
steam, vapeur d'eau
steatoma, stéatome
steatorrhea, stéatorrhée
steatosis, stéatose
steel, acier
Steinert's disease, Steinert (maladie de) ; myotonie atrophique
stellate ganglion, stellaire (ganglion)
stem, souche ; tige
 – **cell**, cellule souche
stenosis, rétrécissement ; sténose
step, étape ; marche ; pas
stepbrother, demi-frère
step-by-step, pas à pas
stepladder, escabeau
stepping reflex, réflexe de la marche automatique
stepsister, demi-sœur
stercobilin, stercobiline
stercolith, stercolithe ; fécalome
stereognosis, stéréognosie
sterile, stérile
sterility, stérilité
sterilization, stérilisation
sternal, sternal

steroid, stéroïde
sterol, stérol
stethoscope, stéthoscope
stickiness, adhésivité
sticking plaster, sparadrap
stiff, engourdi ; raide
stiff-neck, raideur de la nuque
stiffness, raideur
stigma, stigmate
stillbirth rate, mortinatalité
stillborn, mort-né
stimulant, stimulant
stimulation, stimulation
stimulus, stimulus
sting, dard ; piqûre
stippled, pointillé
stirrup, étrier
stitch, point ; suture
  – in one's side, point de côté
stomach, estomac
  – pain, brûlure gastrique
stomatitis, stomatite
stone, calcul ; lithiase ; pierre ; 6,35 kg
stool, tabouret
stools, fèces ; selles
  – (pass), selle (aller à la)
storage, stockage
store, réserve
story, étage ; histoire
strabismus, strabisme
straight, droit
  – away, immédiatement
  – leg raising test, Lassègue (manœuvre de)
strain, déformation ; effort ; souche ; foulure
strait, détroit
strait-jacket, camisole de force
strand, brin
strange, étrange
strangulation, étranglement ; strangulation
strap, bandage ; sangle ; sparadrap
stratified, stratifié
stratum, couche ; stratum
straw, paille
streak, bande ; strie
stream, courant
strength, force
strengthening, renforcement
stress, contrainte ; insister ; stress
  – fracture, fracture de fatigue
stretch reflex, réflexe myotatique
stretcher, brancard ; civière
  – bearer, brancardier
stretching, étirement
stria, strie ; vergeture
striate body, corps strié
striated muscle fiber, fibre musculaire striée
stricture, rétrécissement ; sténose ; striction
stride, enjambée
string, fibre ; ficelle
strip, bande
stripper, tire-veine
stripping, éveinage
stroke, accident vasculaire cérébral ; attaque ; ictus
  – volume, volume d'éjection
stroma, stroma
strong, fort
stubble, barbe de plusieurs jours
structure, structure
struggle, lutte
study, étude
stuff, matière
stumble, trébucher
stump, moignon
stun, assommer
stupor, stupeur
stuttering, bégaiement ; palisyllabie
sty, orgelet
stylet, stylet
subacute, subaigu
subarachnoid, sous-arachnoïdien
subclavian, subclavier
  – steal syndrome, syndrome du vol de la subclavière
subcrepitant rale, râle sous-crépitant

subdural, sous-dural
– **hemorrhage**, hémorragie sous-durale
suberosis, subérose
subheading, sous-titre
subjacent, sous-jacent
subject, sujet
subjective, subjectif
subliminal, subliminal ; sous-liminaire
sublingual, sublingual
submaxillary, sous-maxillaire
submission, abandon
submucous, sous-muqueux
subnormal, subnormal
subphrenic, sous-diaphragmatique ; sous-phrénique
subscriber, abonné
subscription, abonnement
subsidiary, filiale
substance, substance
substitute, produit de remplacement ; substitutif
substrate, substrat
subtotal, sous-total
subunit, sous-unité
success, réussite
succussion, succussion
sucking, succion
suckling, allaitement
sudamina, sudamina
sudden, subit
– **infant death syndrome**, mort subite du nourrisson
suffer, souffrir
suffused, congestif
sugar, sucre
sugar-coated pill, dragée
suggestibility, suggestibilité
suicide, suicide
suit, costume ; tenue
– **case**, valise
sulcus, scissure ; sillon ; sulcus
sulfonamide, sulfamide
sulfur, soufre
summary, résumé
sun, soleil
sunburn, coup de soleil
sunscreen, écran solaire
sun-tanned, bronzé
superciliary arch, arcade sourcilière
supercilium, sourcil
superfecundation, superfécondation
superior, supérieur
supination, supination
supine, couché sur le dos
supply, apport ; fourniture ; provision
support, étayer ; soutien ; support ; support technique
suppository, suppositoire
suppression, suppression
suppuration, suppuration
supraorbital, sus-orbitaire
suprapubic, sus-pubien
sural, sural
surdose, surdosage
surface, surface
– **active**, tensio-actif
surfactant, surfactant
surgeon, chirurgien
surgery, chirurgie
surgical, chirurgical
surname, nom de famille
surrogate, intermédiaire
surrounding, environnant
survey, enquête
survival, survie
susceptibility, receptivité ; sensibilité ; susceptibilité
suspension, suspension
sustained, soutenu
– **release**, libération prolongée
suture, suture
swab, écouvillon
swallow, gorgée
swallowing, avalement ; déglutition
swarming, envahissement

swathe, bandage
swayback, lordose
sweat, sueur
sweating, sudation
sweep, balayer
sweet, sucré
sweetener, édulcorant
swelling, tuméfaction
swimming pool, piscine
swing, oscillation
switch, interrupteur
switchboard operator, standardiste
swollen, gonflé
sycosis, impétigo sycosiforme ; sycosis
symbiosis, symbiose
symmetry, symétrie
sympathectomy, sympathectomie
sympathetic nervous system, système nerveux sympathique
symphysis, symphyse
symptom, signe ; symptôme
– **free interval**, période asymptomatique
symptomatology, symptomatologie
synapse, synapse
synarthrosis, synarthrose
synchondrosis, synchondrose
synchronization, synchronisation
syncope, syncope
syndrome, syndrome
synechia, synéchie
synergy, synergie
synopsis, résumé
synovectomy, synovectomie
synovial fluid, liquide synovial
synovitis, synovite
synthetic, synthétique
syphilide, syphilide
syphilis, syphilis
syringe, seringue
syringomyelia, syringomyélie
syrup, sirop
system, appareil ; système
systemic, général ; systémique
systole, systole
systolic, systolique

T

T test, test T de Student
tab, onglet
tabes, tabès
table, table ; tableau
tablespoon, cuillère à soupe
tablet, comprimé ; tablette
tachycardia, tachycardie
tackle, palan
tactile, tactile
taenia coli, bandelette longitudinale du côlon
tag, étiquette
tail, queue
take off, retirer
talipes, pied bot
– **calcaneus**, pied bot talus
– **equinus**, pied bot varus équin
talk, débat ; parler
talkative, prolixe
tall, grand
talus, astragale (os) ; talus
tampon, tampon
tamponade, tamponnade
tangible, palpable
tank, réservoir
tantrum, fureur
tap, ponction ; robinet
tape, bande ; enregistrer
– **mesure**, toise
– **recorder**, magnétophone
tapeworm, cestode ; tænia
tapping, claquement ; tapotement
target, objectif ; cible
– **cell**, cellule-cible
tarsal, tarsal ; tarsien
tarsalgia, tarsalgie
tarsectomy, tarsectomie
tarsoplasty, tarsoplastie
tarsorrhaphy, tarsorraphie
tarsus, tarse
tartar, tartre
task, tâche
taste, goût ; saveur
– **bud**, bourgeon du goût
taurocholic acid, taurocholique (acide)
taxinomy, taxinomie
teaspoon, cuillère à café
teaching, enseignement
team, équipe
tear, déchirure ; larme
– **duct**, canal lacrymal
teat, mamelon
technique, technique
tectum, toit
– **mesencephali**, lame quadrijumelle
teenage, adolescence
teeth, dents
tegument, tégument
tela, toile
telangiectasis, télangiectasie
telemetry, télémétrie
telepathy, télépathie
telltale, suggestif
temper, caractère ; humeur
temperament, tempérament
temperature, température
temple, tempe
temporal, temporal
temporomandibular joint, articulation temporomaxillaire
tender, sensible ; douloureux
tendinitis, tendinite
tendon, tendon
– **reflex**, réflexe tendineux
tenesmus, ténesme
tennis elbow, épicondylite du joueur de tennis
tenoplasty, ténoplastie
tenorrhaphy, ténorraphie
tenosynovitis, ténosynovite
tenotomy, ténotomie

tensioactive, tensio-actif
tension, tension
tensor, tenseur
tent, tente
tentative, incertain
tenuous, ténu
tepid, tiède
teratogen, tératogène
teratoma, tératome
terebrant, térébrant
terminal care, soins palliatifs
terminally ill patient, patient en fin de vie
terminology, terminologie
tertian fever, fièvre tierce
tertiary, tertiaire
test, épreuve ; essai ; réaction ; test
 – **glass**, éprouvette
 – **meal**, repas d'épreuve
 – **strip**, bandelette diagnostique
 – **tube**, éprouvette
 – **tube baby**, bébé éprouvette
testicle, testicule
testing, bilan
testis, testicule
testosterone, testostérone
tetanization, tétanisation
tetanus, tétanos
tetany, tétanie
tetracycline, tétracycline
tetradactylous, tétradactyle
tetraplegia, tétraplégie
thalamus, thalamus
thalassemia, thalassémie
thalassotherapy, thalassothérapie
thalidomide, thalidomide
thaw, dégel
theca, thèque
thecoma, thécome
thenar eminence, éminence thénar
theory, théorie
therapeutic, thérapeutique
 – **safety margin**, marge de sécurité thérapeutique
 – **range**, fourchette thérapeutique
therapeutics, thérapeutique
therapy, thérapie ; traitement
thermography, thermographie
thermolabile, thermolabile
thermometer, thermomètre
thermophilic, thermophile
thermostat, thermostat
thiamine, thiamine
thick filament, filament épais
thickness, épaisseur
thigh, cuisse
 – **bone**, fémur
thin, mince ; maigre
think, penser ; réfléchir
thinness, maigreur
third, troisième
 – **party payer**, tiers payant
thirst, soif
thoracic, thoracique
thoracocentesis, thoracocentèse
thoracoplasty, thoracoplastie
thoracoscopy, thoracoscopie
thoracotomy, thoracotomie
thorough, approfondi
thoroughly, totalement
though, cependant
thought, pensée
thread, filament
threadworm, nématode
threat, menace
 – **reflex**, clignement réflexe
threonine, thréonine
threshold, seuil
thrifty, économe
thrill, frémissement
throat, gorge
throbbing, pulsatile
thrombectomy, thrombectomie
thrombin, thrombine
thromboangiitis, thromboangéite
thromboarteritis, thromboartérite
thrombocyte, thrombocyte

thrombocytopenia, thrombocytopénie ; thrombopénie
thrombokinase, thrombokinase
thrombolytic, thrombolytique
thrombopenia, thrombocytopénie ; thrombopénie
thrombophlebitis, thrombophlébite
thromboplastin, thromboplastine
thrombosis, thrombose
through fare channel, canal de communication
throughout, partout ; pendant tout le temps
thrush, muguet
thumb, pouce
thymectomy, thymectomie
thymine, thymine
thymocyte, thymocyte
thymoma, thymome
thymus, thymus
thyroglossal cyst, kyste thyréoglosse
thyroid, thyroïde ; thyroïdien
 – stimulating hormone (TSH), thyréotrope (hormone) ; thyréostimuline (TSH)
thyroidectomy, thyroïdectomie
thyrotoxicosis, thyréotoxicose
thyrotrophin hormone (TSH), thyréostimuline ; thyréotrope (hormone) (TSH)
thyroxine, thyroxine
tibia, tibia
tic, tic
tick, tique
 – bite, morsure de tique
tick-borne fever, fièvre à tiques
tickle, chatouillement
tidal volume, volume courant
tidy, ordonné
tie, attache
tight, serré
 – junction, nexus
time, temps
 – course, évolution
 – lag, décalage
timetable, calendrier ; horaire
timing, chronométrage
tincture, teinture
tinea, teigne
tingling, fourmillement ; picotement
tinnitus, acouphène ; bourdonnement d'oreille ; tinnitus
tiny, minuscule
tip, bout
tired, fatigué
tiredness, fatigue
tireless, infatigable
tissue, tissu ; mouchoir en papier
titration, titrage
titre, titre
to and fro, long en large (de)
tocography, tocographie
tocopherol, tocophérol
toe, orteil
together, ensemble
tolerance, tolérance
tomography, tomographie
tone, ton ; tonus
tongs, pinces
tongue, langue
 – depressor, abaisse-langue
tonic, tonique
tonometer, tonomètre
tonsil, amygdale ; tonsille
tonsillectomy, amygdalectomie ; tonsillectomie
tonsillitis, amygdalite ; tonsillite
tool, outil
tooth, dent
toothless, édenté
toothpaste, dentifrice
toothpick, cure-dent
top of the line, haut de gamme
topic, sujet
topical, topique
topography, topographie
torn, déchiré

torpor, torpeur
torsion, torsion
– **spasm**, spasme de torsion
torso, torse
torticollis, torticolis
touch, attouchement ; tact ; toucher
tough, dur ; robuste
tourniquet, garrot ; tourniquet
toxemia, toxémie
toxic, toxique
toxicology, toxicologie
toxicomonia, addiction
toxicosis, toxicose
toxin, toxine
toxoid, anatoxine
toxoplasmosis, toxoplasmose
towards, vis-à-vis
trabecule, trabécule
trabeculotomy, trabéculotomie
trace element, oligo-élément
tracer, marqueur ; traceur
trachea, trachée
tracheitis, trachéite
trachelorrhaphy, trachélorraphie
tracheobronchitis, trachéobronchite
tracheostomy, trachéostomie
tracheotomy, trachéotomie
trachoma, trachome
track, piste
tract, tractus ; faisceau ; voie
traction, traction
– **bow**, étrier de traction
tragus, tragus
train, entraîner (s')
training, entraînement ; formation
trait, trait
trance, hypnose ; transe
tranquilizer, tranquillisant
transabdominal, transabdominal
transaminase, transaminase
transdermal, transdermique ; percutané
transference, transfert
transfusion, transfusion
transpire, avérer (s')
transplant, transplant
transplantation, transplantation
transposition, transposition
transudation, transsudation
transverse, transversal ; transverse
transvestism, transvestisme ; travestissement
trap, piège
trapezium, trapèze
trapezius, trapèze
trapezoid, trapézoïde
trapping, piégeage ; rétention
trauma, trauma ; traumatisme
travel, déplacement ; voyage
tray, plateau
treadmill, tapis roulant
– **walking**, épreuve d'effort sur tapis roulant
treatment, traitement
– **failure**, échec thérapeutique
– **regimen**, protocole thérapeutique
– **schedule**, protocole thérapeutique
– **withdrawal**, arrêt du traitement
trematoda, trématode
tremor, tremblement
trend, tendance
trephining, trépanation
trespass, empiéter
trial, épreuve ; essai
triceps, triceps
– **reflex**, réflexe tricipital
trichiasis, trichiasis
trichinosis, trichinose
trichophytosis, trichophytie
trick knee, genou instable
tricuspid valve, valvule tricuspide
trigeminal, trigéminal ; trigéminé
– **nerve**, trijumeau (nerf)
– **neuralgia**, névralgie faciale
trigger, gâchette
– **finger**, doigt à ressort
triggering, déclenchant

trigone, triangle ; trigone
trip, voyage
triplegia, triplégie
triplets, triplés
triploid, triploïde
trismus, trismus
trisomy, trisomie
trivial, banal ; insignifiant
trocar, trocart
trochanter, trochanter
trochlea, trochlée
trochlear, trochléaire
 – nerve, pathétique (nerf)
troncus, tronc
trophic, trophique
trophoblast, trophoblaste
trouble, difficulté ; trouble
troubleshooting, dépannage
troublesome, gênant
true, juste ; vrai
truncal, tronculaire
trunk, tronc
truss, bandage herniaire
trust, confiance ; espoir
truth, vérité
try, essai
trypanosomiasis, trypanosomiase
trypsin, trypsine
trypsinogen, trypsinogène
tryptophan, tryptophane
tsetse fly, mouche tsé-tsé
tubal, tubaire
tube, sonde ; trompe ; tube
tubercle, nodule ; tubercule
tuberculid, tuberculide
tuberculin, tuberculine
tuberculoma, tuberculome
tuberculosis, tuberculose
tuberculous, tuberculeux
tuberculum, tubercule
tuberosity, tubérosité
tuberous sclerosis, sclérose tubéreuse de Bourneville
tubo-ovarian, tubo-ovarien
tubular, tubulaire ; tubulé
tubule, tubule
tuft, touffe
tularemia, tularémie
tumefaction, tuméfaction
tumor, tumeur
tunica, tunique
tuning fork, diapason
tunnel, canal ; tunnel
turbinate bones, cornets des fosses nasales
turbinectomy, turbinectomie
turgid, enflé ; turgescent
turgor, turgescence
turn off, mettre hors tension
turnover, renouvellement
tweezers, pince à épiler
twice, deux fois
twinge, élancement
twins, jumeaux
twisting spike, torsade de pointe
twitch, secousse musculaire
twitching, fasciculation
tympanic, tympanique
tympanitis, tympanite
tympanoplasty, tympanoplastie
tympanum, tympan
type, genre ; type
 – setting, composition
typhoid fever, typhoïde (fièvre)
typhus fever, typhus
typing, groupage ; typage
tyrosine, tyrosine

U

ulcer, ulcère
ulcerative, ulcérant ; ulcératif
  – colitis, rectocolite ulcéro-hémorragique
ulna, cubitus
ultrasonography, échographie ; ultrasonographie
ultrasound, ultrason
ultraviolet rays, rayons ultraviolets
umbilical, ombilical
umbilicated, ombiliqué
umbilicus, ombilic
unavoidable, inévitable
unbalance, déséquilibre
unbearable, insupportable
unciform, unciforme ; crochu
uncinariasis, ankylostomiase ; uncinariose
uncinate bone, crochu (os) ; hamatum (os)
unclear, obscur
unconsciousness, inconscience
undertake, entreprendre
underline, souligner
underlying, sous-jacent
undershoot, hyperpolarisation
understanding, compréhension
undertaker, ordonnateur de pompes funèbres
underwear, sous-vêtement
underweight, hypotrophie
underwriting account, compte d'exploitation
undo, annuler
undress, déshabiller
undrinkable, non potable
undulant, ondulant
uneven, impair ; inégal
uneventfully, sans problème
unexpected, inattendu
unfit, inapte
unfitness, incapacité
unfold, déplier
unfortunate, malheureux
unguent, onguent
unguis, ongle
unicellular, unicellulaire
unilateral, unilatéral
union, consolidation ; union
uniovular, uniovulaire
uniparous, unipare
unit, appareil ; centre ; unité
unknown, inconnu
unlikely, invraisemblable
unloading, relargage
unpublished, inédit
unreliable, peu fiable
unsaid, non-dit
unstable, caractériel
unsteady, instable
unvailable, indisponible
update, mise à jour
upgrading course, cours de perfectionnement
upper, supérieur
  – airways resistance syndrome, augmentation des résistances des voies aériennes supérieures (syndrome d')
  – respiratory tract, voies respiratoires supérieures
upright, position debout
upset, renversement ; contrarié
uptake, fixation ; captation
up to, jusqu'à
urachus, ouraque
urate, urate
urea, urée ; uréique
uremia, urémie
ureter, uretère
ureteral, urétéral ; urétérique
ureterectomy, urétérectomie

ureteric, urétéral
ureteritis, urétérite
ureterocele, urétérocèle
ureterolith, urétérolithe
ureterolithotomy, urétérolithotomie
ureterovaginal, urétérovaginal
ureterovesical, urétérovésical
urethra, uréthre ; urètre
urethral, uréthral ; urétral
urethritis, uréthrite ; urétrite
urethrocele, urétrocèle
urethrography, urétrographie
urethroplasty, urétroplastie
urethroscope, urétroscope
urethrotomy, urétrotomie
urge, inciter ; pousser
urgency, besoin impérieux
uric, urique
urinalysis, analyse urinaire
urinary, urinaire
 – **bladder**, vessie
 – **casts**, cylindres urinaires
 – **sediments**, culot urinaire
 – **tract**, voies urinaires
urination, miction
urine, urine
 – **output**, diurèse
uriniferous, urinifère
urinometer, urinomètre
urobilin, urobiline
urobilinogen, urobilinogène
urochrome, urochrome
urogenital, génito-urinaire ; urogénital
urography, urographie
urolith, calcul urinaire ; urolithe
urologist, urologue
urology, urologie
urticaria, urticaire
use, emploi
used, habitué
useful, utile
user, utilisateur
usual, habituel
uterine, utérin
uterovesical, utérovésical
uterus, utérus
utricle, utricule
uveal tract, tractus uvéal ; uvée
uveitis, uvéite
uvula, luette ; uvula
uvulectomy, uvulectomie
uvulitis, ouranite ; uvulite

V

vacancy, lacune ; poste vacant
vacant, libre
vacation, vacances
vaccination, vaccination
vaccine, vaccin
vaccinia, vaccine
vacuole, vacuole
vagal, vagal
vagina, vagin
vaginal, vaginal
vaginismus, vaginisme
vaginitis, vaginite
vagitus, vagissement(s) ; vagitus
vagotomy, vagotomie
vagus nerve, pneumogastrique (nerf) ; vague (nerf) (X)
valgus, valgus
valid, valable
valine, valine
Valsalva's experiment, manœuvre de Valsalva
valuable, précieux
value, intérêt ; valeur
valve, valve
valvula, valvule
valvulotomy, valvulotomie
vanishing lung, dystrophie pulmonaire progressive
variable, inconstant ; variable
variation, variation
varicella, varicelle
varicocele, varicocèle
varicose, variqueux
variola, variole
varix, varice
varus, varus
vas, canal ; vaisseau
vascular, vasculaire
vasculitis, vascularite
vasectomy, vasectomie
vasoconstriction, vasoconstriction
vasodilatation, vasodilatation
vasomotor, vasomoteur
vasopressin, antidiurétique (hormone) ; vasopressine
– **test**, épreuve à la post-hypophyse
vasospasm, vasospasme
vasovagal, vasovagal
vault, voûte
vector, vecteur
– **borne**, transmis par vecteur
vegetable, légume
vegetation, végétation
veil, voile
vein, veine
velocimetry, vélocimétrie
velocity, vitesse
velum, voile
vena, veine
venereal disease, maladie vénérienne
venography, phlébographie ; veinographie
venom, poison ; venin
venous, veineux
ventilation, ventilation
ventral, antérieur ; ventral
– **decubitus**, procubitus
ventricle, ventricule
ventricular septal defect, communication interventriculaire
ventriculography, ventriculographie
venula, veinule
vermifuge, vermifuge
verminous, vermineux
verruca, verrue
version, version
vertebra, vertèbre
vertebrobasilar insufficiency, insuffisance vertébrobasilaire

vertex, vertex
vertical, vertical
vertigo, vertige
vesica, vessie
vesical, vésical
vesicant, vésicant
vesicle, vésicule
vesicovaginal, vésicovaginal
vesiculitis, vésiculite
vessel, vaisseau
vest, gilet
vestibular, vestibulaire
vestibule, vestibule
vestigial, vestigial
viable, viable
vial, flacon ; récipient ; tube
vibration, vibration
vicarious, vicariant
view, incidence ; vue
vigilance, vigilance
villous, villeux
villus, villosité
virilization, masculinisation ; virilisation
virology, virologie
virulence, virulence
virus, virus
viscera, viscère
viscometer, viscomètre
viscous, visqueux
viscus, viscère
vision, vision ; vue
visual, visuel
  – analog scale, échelle visuelle analogique
vital capacity (VC), capacité vitale (CV)
vitamin, vitamine
  – resistant rickets, rachitisme vitaminorésistant
vitelline, vitellin
vitreous, corps vitré ; vitré
vividness, netteté
vivisection, vivisection
vocal, vocal
vocational, professionnel
voice, voix
voiceless, aphone
void, vide
voiding cystography, cystographie mictionnelle
volatile, volatile
volition, volition ; volonté
volt, volt
voltage, tension
  – clamp, voltage imposé
volume, volume
voluntary, bénévole
volunteer, bénévole
volvulus, volvulus
vomer, vomer
vomiting, vomissement
voyeurism, voyeurisme
vulval cleft, fente vulvaire
vulvectomy, vulvectomie
vulvitis, vulvite
vulvovaginitis, vulvovaginite

W

wad, tampon
waddling gait, démarche dandinante
wage, salaire
waist, ceinture ; taille
waiting, attente
wakefulness, vigilance ; veille
waking, réveil ; veille
walk, marche
walker, déambulateur
walking, ambulation
 – **cast**, botte de marche
 – **distance**, périmètre de marche
 – **frame**, déambulateur
 – **stick**, canne
 – **tank**, couloir de marche
wall, paroi
wandering, errant
waning, décroissant
ward, service ; salle d'hôpital
wares, marchandises
warm, chaud
warm-up, échauffement
warning, avertissement ; mise en garde
 – **signal**, signal d'alarme
warrant, justifier
wart, verrue
wash out, rincer
washout period, période sans traitement
washing, lavage
wasp, guêpe
wastage, perte
waste, déchet
wasting, émaciation
watchful, vigilant
water, eau
wave, onde
 – **burst arrhythmia**, torsade de pointes
wavelength, longueur d'onde
wax, cire
 – **blockage**, bouchon de cérumen
way, moyen ; voie
weak, chétif ; faible
weakness, débilité ; faiblesse
weaning, sevrage
wear, porter un vêtement ; user
weather, temps
web, palmature ; toile
wedge, coin
wee-wee, pipi
week, semaine
weekly, hebdomadaire
weepy, larmoyant
weight, poids
welfare, bien-être
wellbeeing, bien-être
well fed, bien nourri
wen, loupe
wet, humide ; mouillé
wetable, mouillable
wetting, mouillant
wheal, papule œdémateuse
wheel chair, fauteuil roulant
wheeze, sifflement respiratoire
where relevant, si besoin
whine, geindre
whiplash injury, coup du lapin
whipworm, trichocéphale
whirl, tourner
whisper, bruit respiratoire ; chuchoter
whistle, sifflement
white, blanc
 – **matter**, substance blanche
 – **paper**, livre blanc
whitlow, panaris

WHO (World Health Organization), OMS (Organisation mondiale de la santé)
whole, complet ; entier
– **milk**, lait entier
wholesaler, grossiste
whooping cough, coqueluche
wick, mèche
wide, large
– **screen**, grand écran
widening, élargissement
widespread, répandu
width, largeur
widow, veuve
wild, sauvage
will, volonté ; testament
wind, enrouler
window, fenêtre
windpipe, trachée
wing, aile
winking, clignement
wipe, essuyer ; lingette
wire, broche ; fil métallique
wiring, cablage ; connexion
wisdom tooth, dent de sagesse
wise, sage
wish, appétence ; souhait
withdrawal, retrait ; sevrage
– **reflex**, triple retrait (réflexe)
– **syndrome**, syndrome de manque
withdrawn, replié
within, intérieur (à l') ; dans
within-group comparison, comparaison intra-groupe
withold, abstenir (s')
witness, témoin
woman, femme
womb, utérus
wooden, ligneux
– **belly**, ventre de bois
wooly hair, lanugo
word, mot
– **processing**, traitement de texte
work, travail
workload, charge de travail
worksheet, formulaire
workshop, atelier
worker, travailleur
World Health Organisation (WHO), Organisation mondiale de la santé (OMS)
worm, ver
worn out, fourbu
worsen, aggraver (s')
worsening, aggravation
worrisome, préoccupant
worry, souci
wound, blessure ; plaie
– **care**, parage
wounded, blessé
wrapper, emballage
wrench, foulure
wrinkled, ridé
wrist, poignet
writers' cramp, crampe des écrivains ; mogiographie
wrong, faux
wryneck, torticolis

X

X chromosome, chromosome X
– linked, chromosome X lié au sexe
xanthine, xanthine
xanthochromia, xanthochromie
xanthoma, xanthome
xerodermia, xérodermie
xerophthalmia, xérophtalmie
xeroradiography, xéroradiographie
xerostomia, xérostomie
xiphoid process, appendice xiphoïde
X-rays, radiographie ; rayons X
XYY genotype, double Y (syndrome du)

Y

Y chromosome, chromosome Y
yard, yard (0,914 m)
yawn, bâiller
yaws, pian
year, année
yearbook, annuaire
yearly, annuel
yearning, aspiration
yeast, levure
yell, hurler
yellow, jaune
  – **fever**, amarillose ; fièvre jaune
yet, pourtant
yield, production ; rendement
yolk, vitellus
  – **sac**, vésicule ombilicale
young, jeune
youth, jeunesse

Z

Z band, strie Z
– **flap**, lambeau en Z
zeiosis, zéiose
zero, zéro
zinc, zinc
zit, bouton
zona, zona
zone, zone
zonula, zonule
zoology, zoologie
zoonosis, zoonose
zoopsia, zoopsie
zoosperm, spermatozoïde
zoster, zona
zygomatic bone, malaire (os)
zygote, zygote
zymogen, proenzyme ; zymogène
zymotic, zymotique

FRANÇAIS-ANGLAIS

A

abaisse-langue, tongue depressor
abaissement, lowering
abandon, disuse; submission
abandonné, derelict
abandonner, give up
abaque, abacus
abarticulaire, abarticular
abattement, prostration
abcès, abscess
  – alvéolaire, gumboil
  – gingival, gumboil
abdomen, abdomen
abducens (nerf), abducens nerve
abducteur, abducent
abduction, abduction
aberrant, aberrant
ablation, removal
abondant, bulky
abonné, subscriber
abonnement, subscription
abord, access; approach
aboutissement, end point
absence, lack
  – d'utérus, ametria
  – épileptique, blank spell
absolu, absolute
absorbeur, canister
abstenir (s'), withold
abus, abuse
acalculie, acalculia
acanthocyte, spur cell
acanthome, acanthoma
acanthose, acanthosis
acapnie, acapnia
acariase, acariasis; acarinosis
acaricide, acaricide
acarien, acarus; mite
acariose, acariasis
acatalasie, acatalasia
acathisie, acathisia
accalmie, lull
accélérer, boost
accent, emphasis
accepter, comply
accepteur, acceptor
accès, attack; bout; fit; paroxysm; spell
accessoire, accessory
accident, accident
  – corporel, injury
  – de la voie publique, road traffic accident
  – du travail, occupational injury
  – mortel, fatality
  – vasculaire cérébral, cerebrovascular accident; stroke
accidenté, casualty
  – de la route, road casualty
acclimatation, acclimatation
acclimatement, acclimatation
accommodation, accomodation
accompagnement, coaching
accompli, achieved
accord, approval; settlement; agreement
accorder, grant
  – une AMM, grant a marketing license
accouchée, puerpera
accouchement, childbirth; delivery; labor; parturition
  – naturel, natural childbirth
  – sans douleur, painless childbirth
accoucheur, obstetrician
accouplement, mating
accrétion, accretion
accrocher, cling
accroissement, increment
accueil, information desk
acéphale, acephalous
acétabulaire, acetabular
acétaminophène, acetaminophen

acétonémie, acetonemia
acétonurie, acetonuria
acétylcholine, acetylcholine
acétylsalicylique (acide), acetylsalicylic acid
achalasie, achalasia
achat, purchase
achlorhydrie, achlorhydria
acholie, acholia
achondroplasie, achondroplasia
achromatopsie, achromatopsia
achylie, achylia
acide, acid; sour
 – citrique (cycle de l'), citric acid cycle
 – gras, fatty acid
 – gras libre, free fatty acid
 – nicotinique, nicotinic acid
acidémie, acidemia
acidité, acidity
acidophilie, eosinophilia
acido-résistant, acid-fast
acidose, acidosis
 – tubulaire rénale, renal tubular acidosis
acier, steel
acinite, acinitis
acmé, acme
acné, acne
 – rosacée, acne rosacea
acorée, acorea
acorie, acorea
acouphène, tinnitus
acoustique, acoustic; acoustics
acquis, acquired
âcre, acrid
acrocéphalie, acrocephaly
acrocyanose, acrocyanosis
acrodermatite, acrodermatitis
acrodynie, acrodynia; pink disease
acrokératose, acrokeratosis
acromégalie, acromegaly
acromioclaviculaire, acromioclavicular
acropathie, acropathy
 – ulcéromutilante, acrodystrophic neuropathy
acrotique, acrotic
acrotisme, acrotism
acte, measure
 – manqué, parapraxis
actine, actin
actinodermatose, actinic dermatosis
action, action; effect
 – boursière, share
 – immédiate (à), immediate-acting
 – prolongée, lasting effect
 – prolongée (à), long-acting
 – rapide (à), fast-acting
activateur, activator
activité, activity
actomyosine, actomyosin
actualités, news
actuel, current
actuellement, currently
acuité, acuity; acuteness; sharpness
acupuncture, acupuncture
adactylie, adactylia
adaptation, adaptation
 – à la lumière, light adaptation
 – à l'obscurité, dark adaptation
adapté, convenient
adapter, fit
addiction, addiction; psychological dependance; toxicomonia
Addison (maladie d'), bronzed disease; Addison's disease
adducteur, adductor
adduction, adduction
adénectomie, adenectomy
adénite, adenitis
adéno-amygdalectomie, adenotonsillectomy
adénocarcinome, adenocarcinoma
adénofibrome, adenofibroma; fibroadenoma
adénogramme, lymph node differential cell count

adénoïde, adenoid
adénoïdectomie, adenoidectomy
adénoïdien, adenoid
adénoïdite, adenoiditis
adénolipome, adenolipoma
adénolymphome, adenolymphoma
adénomatose, adenomatosis
adénome, adenoma
– **chromophobe**, chromophobe adenoma
adénomyome, adenomyoma
adénomyose, adenomyosis
adénopathie, adenopathy
adénosine, adenosine
– **diphosphate (ADP)**, adenosine diphosphate (ADP)
– **monophosphate (AMP)**, adenosine monophosphate (AMP)
– **triphosphate (ATP)**, adenosine triphosphate (ATP)
adénovirus, adenovirus
adéquat, proper
adhérence, adherence; adhesio
adhésion, adhesio; membership
adhésivité, stickiness
adipeux, adipose
adipocyte, adipose cell; fat cell; lipocyte
adiposité, fatness
aditus, aditus
adjuvant, adjuvant
admission, admission; entrance
ADN, DNA
adolescence, teenage
adoucissant, demulcent
adoucissement, softening
adrénalectomie, adrenalectomy
adrénaline, adrenaline; epinephrine
adrénergique, adrenergic
adrénocorticotrope (hormone) (ACTH), adrenocorticotrophic hormone (ACTH)
adrénolytique, adrenolytic
adresse, address; skill
adulte, adult; grown up
adventice, adventitia
aérien, aerial
aérobie, aerobe; aerobic
aérocèle, aerocele
aérodontalgie, aerodontalgia
aéroembolisme, air embolism
aérophagie, aerophagy; burping
aérosol, spray
afébrile, afebrile
affaissement de la voûte plantaire, fallen arches
affamé, starved
affect, affect
affectation, assignment
affection, affection; condition; disease; ailment
– **démyélinisante**, demyelinating disease
afférent, afferent
affichage, readout
– **numérique**, digital display
affinité, affinity
affirmation, statement
afibrinogénémie, afibrinogenemia
aflatoxine, aflatoxin
agacer, needle
agalactie, agalactia
agammaglobulinémie, agammaglobulinemia
agar, agar
âge, age
– **adulte**, adulthood; manhood
– **osseux**, bone age
agence du médicament, drug agency
agenda électronique de poche, personal digital assistant
agénésie, agenesis
agenouillé, kneeling
agglutination, clumping
agglutinine, agglutinin
agglutinogène, agglutinogen
aggravation, worsening
aggraver (s'), worsen
agitation, excitement

agiter (s') continuellement, fidget
agnathie, agnathia
agnosie, agnosia
agonie, agony
agoniste, agonist
agoraphobie, agoraphobia
agrafe, clasp; clip
agrandissement, enlargement
agranulocytose, agranulocytosis
agraphie, agraphia
agrégat, aggregate
agrégation plaquettaire, platelet clumping
agrément, approval
agressif, harsh
agressine, aggressin
agression, aggression
agrippement, grasping
aidant, caregiver
aide, assistance; help
 – à la locomotion, assistive device
 – opératoire, certified surgical technologist
 – soignante, nursing auxiliary
aïeul, forefather
aigre, sour
aigreur, acor
aigu, acute; sharp
aiguille, acus; needle
aiguisé, sharpened
aile, ala; wing
 – blanche interne, hypoglossal triangle
ailleurs, elsewhere
aimant, magnet
aine, groin
AINS, NSAI
air, air
 – complémentaire, inspiratory reserve volume
 – de réserve, expiratory reserve volume
 – qualité (de l'), air quality
 – résiduel, residual volume (RV)
aire, area
aisselle, arm pit; axilla
ajournement, postponement
ajouter, add
ajustement, adjustment; fitting
akathisie, akathisia
akinésie, acinesia
albinisme, albinism
albinos, albino
albumine, albumin
albuminurie, albuminuria
alcali, alkali
alcalin, alkaline
alcalinité, alkalinity
alcalinurie, alkalinuria
alcaloïde, alkaloid
alcalose, alkalemia; alkalosis
alcaptonurie, alkaptonuria
alcool, alcohol
 – éthylique, ethanol
alcoolémie, blood alcohol level
alcoolique, alcoholic; inebriate
alcoolisme, alcoholism
alcootest, breath analyzer test
aldéhyde, aldehyde
aldostérone, aldosterone
aldostéronisme, aldosteronism
alèse, bedpad; drawsheet
alexie, alexia
algésie, algesia
algide, algid
algie, pain
 – vasculaire de la face, cluster headache
algogène, algogenic
algorithme, algorithm
algue, alga
aliénation mentale, alienation; insanity
aliéné, insane; lunatic; mad
alignement, alignment
 – dentaire défectueux, malalignment
aliment, food; nutrient; nutriment
alimentaire, alimentary; dietary

alimentation, diet; feed; feeding
 – **génétiquement modifiée**, genetically modified food
 – **parentérale**, enteral feeding
alinéa, indent
alitement, bed rest; confinement
alkylant (agent), alkylating agent
allaitement, lactation; suckling
 – **maternel**, breast feeding
allantoïde, allantois
allèle, allele
allélomorphe (gène), allelomorph
aller à la selle, pass stools
allergène, allergen
allergie, allergy
alliage, alloy
allo-anticorps, alloantibody
allo-antigène, alloantigen
allocation logement, housing allowance
allocations familiales, family allowance
alloesthésie, allocheiria
allogreffe, allograft; homograft
allongement, lengthening
allopathie, allopathy
alloplastie, alloplasty
allure, pace
alopécie, alopecia; baldness; hair loss
alpha, alpha
alphachymotrypsine, alphachymotrypsin
alpha-fœtoprotéine (AFP), alphafetoprotein (AFP)
altération, damage; impairment
altéré, impaired
alvéolaire, alveolar
alvéole, alveolus
 – **pulmonaire**, air cell
alvéolite, alveolitis
Alzheimer (maladie d'), Alzheimer's disease
amalgame, amalgam
amarillose, yellow fever
amas, cluster; mass
amastie, amastia
amaurose, amaurosis
ambiant, ambient
ambidextre, ambidextrous
ambivalence, ambivalence
amblyopie, amblyopia
ambulation, walking
ambulatoire, ambulant; ambulatory
âme, soul
amélie, amelia
amélioration, improvement
améliorer l'état, benefit
améloblastome dentifié, odontoma adamentinum
amende, fine
aménorrhée, amenorrhea
amer, bitter
amétrie, ametria
amétropie, ametropia
amiante, asbestos
amibe, ameba
amibiase, amebiasis
amidon, starch
amine, amine
aminé (acide), amino acid
amines pressives, pressor amines
aminoacide, amino acid
aminoacidurie, aminoaciduria
amitié, regards
amitose, amitosis
ammoniac, ammonia
ammoniaque, ammonia
amnésie, amnesia
 – **antérograde**, ecmnesia
amniocentèse, amniocentesis
amniographie, amniography
amnios, amnion
amoebicide, amebicide
amoebome, ameboma
amollissant, enervating
amorphe, amorphus
amortissement, damping
ampère, ampere
amphotère, amphoteric
ampliation, expansion

amplificateur de brillance, brillancy amplifier
ampoule, ampulla; blister
  – **électrique**, light bulb
amygdale, amygdala; tonsil
amygdalectomie, tonsillectomy
amygdalite, tonsillitis
amylase, amylase
  – **salivaire**, ptyalin
amyloïdose, amyloidosis
amyotonie, amyotonia
amyotrophie, amyotrophy; muscular atrophy
  – **péronière de Charcot-Marie**, peroneal atrophy
  – **spinale**, spinal muscular atrophy
anabolisme, anabolism
anacrote, anacrotic
anaérobie, anaerobe
analbuminémie, analbuminemia
analeptique, analeptic
analgésie, analgesia
analgésique, analgesic
analogue, analogous; kindred
analphabétisme, illiteracy
analyse, analysis; review
  – **factorielle**, multiple factor analysis
  – **urinaire**, urinalysis
anaphase, anaphase
anaphorèse, anaphoresis
anaphylaxie, anaphylaxis
anaplasie, anaplasia
anasarque fœtoplacentaire, hydrops fetalis
anastomose, anastomosis
anatomie, anatomy
anatomique, anatomical
anatomopathologie, pathology
anatomopathologique, pathological
anatoxine, toxoid
ancien, former
androgène, androgen
androstérone, androsterone
anémie, anemia
  – **aplasique**, aplastic anemia
  – **ferriprive**, iron-deficiency anemia
  – **hémolytique**, hemolytic anemia
anencéphalie, anencephaly
anéroïde, aneroid
anesthésie, anesthesia
  – **en gant**, glove anesthesia
  – **par bloc nerveux**, nerve-block anesthesia
  – **péridurale**, epidural analgesia
anesthésique, anesthetic
anesthésiste, anesthesist
anévrisme, aneurysm
  – **artério-veineux**, arterio-venous aneurysm
  – **disséquant**, dissecting aneurysm
anévrysme, aneurysm
angéite, angiitis
angiectasie, angiectasis
angine, sore throat
  – **de poitrine**, angina pectoris; angor
  – **herpétiforme**, herpangina
  – **phlegmoneuse**, quinsy
angiocardiogramme, angiocardiogram
angiocardiographie, angiocardiography
angiocholite, cholangitis
angiogramme, angiogram
angiographie, angiography
angiomatose, angiomatosis
angiome, angioma
  – **caverneux**, cavernous hemangioma
  – **plan**, capillary nevus; nevus flammeus
  – **stellaire**, spider nevus
angioneurotique, angioneurotic
angioplastie, angioplasty
angiosarcome, angiosarcoma
angiospasme, angiospasm

angiotensine, angiotensin
angle, flexure
angoisse, anguish; anxiety
angor d'effort, effort angina
anhidrose, anhidrosis
anhidrotique, anhidrotic
anhydre, anhydrous
anhydride carbonique, carbon dioxide gas (CO2)
animal familier, pet
animé, brisk
anion, anion
aniséiconie, aniseikonia
anisochromatopsie, anisochromatopsia
anisocorie, anisocoria
anisocytose, anisocytosis
anisomélie, anisomelia
anisométropie, anisometropia
ankyloblépharon, ankyloblepharon
ankyloglossie, ankyloglossia
ankylose, ankylosis
ankylostome, hookworm
ankylostomiase, ancylostomiasis; ankylostomiasis; miner's anemia; uncinariasis
anneau, ring
  – de Kayser-Fleicher, pericorneal ring
  – gonflable, inflatable ring
année, year
annexes, adnexa
annuaire, yearbook
annuel, yearly
annulaire, annular; ring finger
annuler, cancel; undo
anode, anode
anodin, harmless
anomalie, abnormality; defect
  – congénitale, birth defect
anomie, anomia
anonychie, anonychia
anopérinéal, anoperineal
anorchide, anorchous
anorectal, anorectal
anorexie, anorexia
  – mentale, anorexia nervosa
anorexigène, appetite suppressant
anorganique, inorganic
anormal, abnormal; anomalous
anosmie, anosmia
anovulation, anovulation
anoxémie, anoxemia
anoxie, anoxia
anse, loop
  – afférente (syndrome de l'), afferent loop syndrome
  – borgne, blind loop
antagoniste, antagonist
antalgique, analgesic; anodyne
antebrachium, forearm
antécédents, background; case history; history; past history
  – familiaux, family history
antéhypophyse, adenohypophysis
anténatal, antenatal
antenne, aerial
  – parabolique, dish
antérieur, anterior; prior; ventral
antérograde, anterograde
antéroinférieur, anteroinferior
antérointerne, anterointernal
antérolatéral, anterolateral
antéromédian, anteromedian
antéropostérieur, anteroposterior
antérosupérieur, anterosuperior
antéversion, anteversion
anthelminthique, anthelmintic; helminthagogue
anthracose, anthracosis
anthrax, carbuncle
anthropoïde, anthropoid
anthropologie, anthropology
antiacide, antacid
antiagrégant plaquettaire, platelet suppressive agent
antibiotique, antibiotic
anticholinergique, anticholinergic
anticholinestérase, anticholinesterase

anticholinestérasique, anticholinesterase
anticoagulant, anticoagulant
anticodon, anticodon
anticonceptionnel, contraceptive
anticorps, antibody
– **bloquant**, blocking antibody
– **précipitant**, precipitin
– **tréponémiques fluorescents (test aux) (test FTA)**, FTA-test
antidépresseur, antidepressant
antidiurétique (hormone), vasopressin
antidiurétique (hormone) (HAD), antidiuretic hormone (ADH)
antidote, antidote
antiépileptique, anticonvulsant
antifongique, antimycotic
antigalactique, lactifuge
antigène, antigen
antihistaminique, antihistamine
anti-inflammatoire, anti-inflammatory
antilymphocytaire, antilymphocyte
antimétabolite, antimetabolite
antimigraineux, antimigraine
antimitotique, antimitotic
antimycosique, antimycotic
antinion, glabella
antipaludique, antimalarial
antipéristaltique, antiperistaltic
antiprurigineux, antipruritic
antipyrétique, antipyretic
antiscorbutique, antiscorbutic
antiseptique, antiseptic
antisérum, antiserum
antispasmodique, antispasmodic
antithrombine, antithrombin
antithyroïdien, antithyroid
antitoxine, antitoxin
antitussif, cough-relieving
antivenin, antivenin
antre, antrum
antrotomie, antrotomy
anurie, anuria
anus, anus
anxiété, anxiety
anxieux, anxious
aorte, aorta
aortique, aortic
aortite, aortitis
aoûtat, chigger
apathie, apathy
apathique, lackadaisical
aperception, apperception
aperçu avant impression, print preview
apéristaltisme, aperistalsis
apex, apex
Apgar (indice d'), Apgar score
aphagie, aglutition; aphagia
aphakie, aphakia
aphasie, aphasia
aphone, voiceless
aphonie, aphonia
aphrodisiaque, aphrodisiac
aphte, aphtha
– **buccal**, aphthous stomatitis
apicectomie, apicectomy
aplasie, aplasia
– **médullaire**, bone marrow aplasia
aplatir, flatten
apnée, apnea
– **du sommeil**, sleep apnea
apogée, climax; prime
aponévrose, aponeurosis; fascia
– **de Denonvilliers**, rectovesical septum
aponévrosite plantaire, plantar fibromatosis
apophyse, apophysis; process
– **épineuse**, spine of vertebra
– **mastoïde**, mastoid process
apoplexie, apoplexy
appareil, apparatus; appliance; device; system; unit
– **autopiqueur**, fingerstick device
– **de photo numérique**, digital camera

– **juxtaglomérulaire**, juxta-glomerular apparatus
– **orthopédique**, brace
– **psychique**, psychic apparatus
appareillage, equipment
apparenté, kindred; related
appariement, matching; pairing
apparition, advent; appearance; emergence
appartenir, belong
appendice, appendix
– **xiphoïde**, ensiform cartilage; xiphoid process
appendicectomie, appendectomy
appendicite, appendicitis
appétence, wish
applicateur, applicator
application, application; implementation
apport, intake; supply
– **alimentaire**, food intake
– **hydrique**, fluid intake
apporter, bring
appréhension, apprehension
apprentissage, learning
approfondi, thorough
approximatif, rough
approximativement, around; roughly
apraxie, apraxia
apte, apt
aptitude, aptitude; facility; fitness
aptyalisme, aptyalism
apyrétique, afebrile
apyrexie, apyrexia
aqueduc, aqueduct
aqueux, aqueous
arachnodactylie, arachnodactyly
arachnoïde, arachnoid
araignée, spider
arborisation, arborization
arbovirus, arbovirus
arc, arch; arcus
arcade, arch; arcus
– **sourcilière**, superciliary arch
arceau, cradle
archivage, filing
aréole, areola
argent, silver
argininosuccinurie, argininosuccinicaciduria
argumenter, argue
argyrie, argyria
ARN ribosomal, ribosomal RNA
arrêt, arrest; discontinuation
– **cardiaque**, cardiac standstill
– **du traitement**, treatment withdrawal
– **sur image**, freeze frame
arrhénoblastome, arrhenoblastoma
arriération profonde, amentia
arriéré, feeble minded
arrière (en), backwards
arrière-faix, after-birth
arrière-goût, after-taste
arrière-train, hindquarters
artefact, artifact
artère, artery
– **pulmonaire**, pulmonary trunk
artériectomie, arteriectomy
artériel, arterial
artériographie, arteriography
artériole, arteriole
artériopathie, arteriopathy
artérioplastie, arterioplasty
artériosclérose, arteriosclerosis
artériotomie, arteriotomy
artérite, arteritis
arthralgie, arthralgia
arthrectomie, arthrectomy
arthrite, arthritis
arthrodèse, arthrodesis
arthrodynie, arthrodynia
arthrographie, arthrography
arthropathie, arthropathy
– **des hémophiles**, hemophilic arthropathy
arthroplastie, arthroplasty
arthroscope, arthroscope
arthroscopie, arthroscopy
arthrose, osteoarthritis

arthrotomie, arthrotomy
article, item
  – de synthèse, review article
  – de tête, leading article
articulaire, articular
articulation, joint
  – coxofémorale, hip joint
  – en selle, saddle joint
  – temporomaxillaire, temporomandibular joint
  – tibio-astragalienne, ankle joint
artificiel, artificial
aryténoïde, arytenoid
arythmie, arrhythmia
  – sinusale, sinus arrhythmia
asbeste, asbestos
asbestose, asbestosis
ascaricide, ascaricide
ascaridiase, ascariasis
ascaris, ascaris
ascenseur, elevator; lift
ascension, rise
ascite, ascites; ascitic fluid
ascorbique (acide), ascorbic acid
asepsie, asepsis
aseptique, aseptic
asexué, asexual
aspect, appearance
aspermie, aspermia
asphyxie, asphyxia
aspirateur, aspirator
aspiration, aspiration; yearning
aspirine, aspirin
assiette, plate
assis, sitting
assistance, assistance
  – cardiorespiratoire, basic life support
assistante sociale, social worker
assisté par ordinateur, computer-aided
assister, attend
association, combination
assommer, stun
assortiment, matching; set
assoupissement, drowsiness
assurance, insurance
  – maladie, health insurance
assuré social, insured
assurer de (s'), ensure
astéatose, asteatosis
astéréognosie, astereognosis
asthénie, asthenia
  – neurocirculatoire, effort syndrome
asthénopie, asthenopia
asthme, asthma
astigmatisme, astigmatism
astragale, ankle bone; talus
astringent, astringent
astrocytome, astrocytoma
astroglie, astroglia
asymétrie, asymmetry
asymptomatique, asymptomatic
asynclitisme, asynclitism
atavisme, atavism
ataxie, ataxia
  – locomotrice, locomotor ataxia
atélectasie, atelectasis
atelier, workshop
athérogène, atherogenic
athérome, atheroma
athérosclérose, atherosclerosis
athétose, athetosis
athlète (pied d'), athlete's foot
atlas, atlas
atmosphère, atmosphere
atomiseur, atomizer
atonie, atony
atrésie, atresia
atrial, atrial
atrioventriculaire, atrioventricular
atrium, atrium
atrophie, atrophy; macies
  – sclérosante de la vulve, kraurosis vulvae
atrophique, atrophic
atropine, atropine
attache, attachment; tie
attaque, attack; fit; seizure; stroke
atteint, affected

atteinte, disorder; impairment; involvement; reach
attelle, brace; splint
– **gonflable**, air splint
– **pour dorsiflexion du poignet**, cock-up splint
attendre, expect
attente, waiting
– **(en)**, on hold
attentif, alert
atténuer, alleviate; ease
attouchement, touch
attraper la grippe, come down with flu
attribution, awarding; assignment
atypique, atypical
au-delà, beyond
au-dessus de la normale, above normal
audiogramme, audiogram
audiologiste, audiologist
audiomètre, audiometer
audiométrie, audiometry
auditif, auditory; aural
audition, hearing
– **corrigée**, aided hearing
augmentation, enhancement; gain; increase
– **de volume**, enlargement
– **des résistances des voies aériennes supérieures (syndrome d')**, upper airways resistance syndrome
aumônier, chaplain
aura, aura
aural, aural
auriculaire, atrial; auricular
auricule, auricle
auriculo– temporal, auriculotemporal
auriculoventriculaire, atrioventricular
auscultation, auscultation
autisme, autism
autiste, autistic
auto-, self-
– **agglutination**, autoagglutination
auto-anticorps, autoantibody
auto-antigène, autoantigen
autocatalytique, autocatalytic
autochtone, indigenous
autoclave, autoclave
autodigestion, autodigestion
autoérotisme, autoeroticism
autoévaluation (échelle d'), self-rating scale
autogène, autogenous
autogreffe, autograft
autohypnose, autohypnosis
auto-immunisation, autoimmunization
auto-immunité, autoimmunity
auto-infection, autoinfection
auto-intoxication, autointoxication
autolyse, autolysis
automatisme, automatism
automédication, self-medication
autoplastie, autoplasty
autopsie, autopsy
autoradiographie, autoradiography
autorégulation, self-regulation
autorisation, license
– **de mise sur le marché d'un médicament**, drug approval for marketing
– **de sortie**, leave
autosomique, autosomal
autosuggestion, autosuggestion
autotransfusion, autotransfusion
autour de, circa
avalement, swallowing
avancé, advanced
avance rapide, fast forward
avancement, advancement; progress
avant (en), forwards
avant la mort, antemortem
avant-bras, forearm
avant-propos, foreword

avarié, spoiled
avasculaire, avascular
avéré, confirmed
avérer (s'), transpire
avertissement, warning
aveugle, blind
 – **(en)**, blindly
aviaire, avian
avirulent, avirulent
avis, notice
avitaminose, avitaminosis
avoirs, assets
avortement, abortion
 – **provoqué**, abortion (induced)
 – **spontané**, miscarriage
axe, axis
axénique, germ-free
axillaire, axillary
axone, axon
axonotmésis, axonotmesis
ayant-droit, claimant
azoospermie, azoospermia
azote, nitrogen
azotémie, azotemia
azoturie, azoturia

B

babil, prattle
bac, pan
bacillaire, bacillary
bacille, bacillus
  – de la diphtérie, Klebs-Löffler bacillus
bacillurie, bacilluria
bactéricide, bactericidal
bactérie, bacterium
  – aérogène, aerogen
bactériémie, bacteriemia
bactérien, bacterial
bactéries, bacteria
bactériologie, bacteriology
bactériolytique, bacteriolytic
bactériophage, bacteriophage
bactériostatique, bacteriostatic
bactériurie, bacteriuria
badigeonnage, painting
bagassose, bagassosis
bâiller, yawn
bain, bath
  – de bouche, mouthwash
baiser, kiss
baisse, decline; drop
balai, broom
balance, scale
balancement, rocking
balanite, balanitis
balayage, scan
balayer, sweep
balbutiement, stammering
ballonnement, ballooning; bloating
  – de la valve mitrale, ballooning posterior leaflet syndrome; floppy mitral valve syndrom
ballottement, ballottement
balnéologie, balneology
banal, trivial
bandage, bandage; strap; swathe
  – herniaire, truss
bande, band; streak; strip; tape
  – magnétique, magnetic tape
  – passante, band width
  – plâtrée, casting tape
  – Velpeau, crepe bandage
bandelette, band
  – diagnostique, test strip
  – longitudinale du côlon, longitudinal band of colon; taenia coli
  – optique, optic tract
  – réactive, dipstick; reagent strip
banque de données, data base
banque de sang, blood bank
bar, bar
barbe de plusieurs jours, stubble
barorécepteur, baroreceptor
barre, bar
  – de soutien, safety rail
barrière, barrier
  – hémato-encéphalique, blood brain barrier
  – placentaire, placental barrier
bartholinite, bartholinitis
bas, low
  – de casse, lower case
  – de page, footer
  – poids moléculaire, low-molecular weight
bas de contention, compression stockings
basal, basal
base, base; basis
  – de données, access
Basedow (maladie de), Graves' disease
basilaire, basilar
basique, basic
basophile, basophil; basophilic

bassin, basin; pelvis
- **androïde**, android pelvis
- **de lit**, bedpan

bassinet rénal, renal pelvis
bâtiment, building
bâtonnet, rod
battement, beat
- **cardiaque**, heart beat

baume, balm; balsam
bavarder, chat
baver, dribble
béance du col utérin, incompetent cervix
béant, gaping
beaucoup, lot (a)
- **de**, lots of

bébé (attendre un), expect
bébé éprouvette, test tube baby
bec, beak
bec-de-lièvre, harelip
bec-de-perroquet, beaked osteophyte
bégaiement, stuttering
béhaviorisme, behaviorism
bénévole, voluntary; volunteer
bénignité, mildness
bénin, benign; innocent; mild
béquilles, crutches
berceau, cradle
bérylliose, berylliosis
Besnier-Boeck-Schaumann (maladie de), sarcoidosis
besoin, need; requirement
- **de financement du secteur public**, public sector borrowing requirement
- **impérieux**, urgency

bestialité, bestiality
bêta, beta
bêta-bloquant, betablocker
bête, silly
bézoard, bezoar
biaisé, biased
biauriculaire, binaural
biberon, bottle
bibliothèque, library
biceps, biceps
bicorne, bicornuate
bicuspide, bicuspid
bien nourri, well fed
bien portant, healthy
bien-être, welfare; wellbeeing
bifide, bifid
bifurqué, bifurcate
bilan, assessment; balance; check up; testing
- **de santé**, health check
- **énergétique**, energy balance

bilatéral, bilateral
bile, bile; gall
biliaire, biliary
bilieux, bilious
bilirubine, bilirubin
biliurie, biliuria
biliverdine, biliverdin
billet de banque, bank note
bimanuel, bimanual
bimensuel, fortnightly
binoculaire, binocular
biochimie, biochemistry
biodisponibilité, bioavailability
biogenèse, biogenesis
biologie, biology
biométrie, biometrics
biophysique, biophysics
biopsie, biopsy
- **à l'aiguille**, needle biopsy

biopsie-exérèse, excisional biopsy
biosynthèse, biosynthesis
biotine, biotin
biovulé, binovular
bisexué, bisexual
bisexuel, bisexual
bistouri, bistoury; knife; scalpel
bizarre, odd
blanc, white
blaste, blast
blastomycose, blastomycosis
- **chéloïdienne**, Lobo's disease

blennorrhée, blennorrhea
blénorragie, gonorrhea
blépharite, blepharitis

blépharospasme, blepharospasm
blessé, casualty; wounded
blesser, injure
blessure, injury; wound
  – par arme à feu, gunshot wound
bleu, blue
blindage, shield
bloc, block
  – auriculo-ventriculaire, atrio-ventricular block
  – cardiaque, heart block
  – de branche, bundle branch block
  – opératoire, operating suite
blocage, block; blockade; lock; locking
  – articulaire, ankylosis
blond, fair-haired
bloqué, locked
blouse, gown
boire, drink
boisson, beverage
boîter, limp
boiterie, lameness
bol, bolus
bombé, bulging
bon à tirer, press proof
bon marché, cheap
bond, leap
bord, border; edge; limbus; margin
bordure, border; limbus
borréliose, relapsing fever
bosse, bump; hump; lump
  – sérosanguine, caput succedaneum
botte de marche, walking cast
botulisme, botulism
bouche, mouth
bouche-à-bouche, kiss of life; mouth-to-mouth
bouchée, mouthful
bouchon, plug
  – de cérumen, wax blockage
boucle, buckle; curl; loop
  – débit-volume, flow-volume loop
boue, mud; sludge
bouffée, burst; puff
  – de chaleur, flush; hot flush
bouffissure, puffiness
bougie, bougie; candle
bougirage, bougienage
bouillant, scalding
bouillon, broth
  – de culture, culture broth
bouillotte, hotwater bottle
boulimie, bulimia
bourbillon, core of boil
bourbouille, prickly heat
bourdonnement d'oreille, tinnitus; buzzing in the ears
bourgeon, bud; sprout
  – charnu, granulation tissue
  – du goût, taste bud
bourgeonnement, budding
bourrelet, labrum; pad
bourse, bursa; pouch; scrotum
  – d'étude, scholarship
boussole, compass
bout, end; tip
  – du doigt, fingertip
bouteille, bottle
bouton, button; knob; pimple; sore; zit
  – d'Alep, oriental sore
  – de fièvre, cold sore
  – d'Orient, oriental sore
boutonnière, buttonhole
bracelet d'identification, ID wrist band
brachial, brachial
brachiale (artère), brachial artery
brachycéphalie, brachycephaly
bradycardie, bradycardia
bradykinine, bradykinin
brancard, stretcher
brancardier, stretcher bearer
branche, branch; ramus
branchement, plug

branchial, branchial
bras, arm; brachium
brassard, cuff
bregma, bregma
brevet, license; patent
bride, bridle
brillant, bright; gloss
brin, strand
broche, pin; wire
bromhidrose, bromidrosis
bromisme, bromism
bronche, bronchial tube; bronchus
bronchectasie, bronchiectasis
bronchiole, bronchiole
bronchiolite, bronchiolitis
bronchique, bronchial
bronchite, bronchitis
bronchogénique, bronchogenic
bronchographie, bronchography
broncholithe, broncholith
bronchopneumonie, bronchopneumonia
bronchoscope, bronchoscope
bronchoscopie, bronchoscopy
bronchospasme, bronchospasm
bronzé, sun-tanned
brosse, brush
brouillon, draft copy; rough
broyage, milling
broyé, ground
brucellose, brucellosis
bruit, bruit; noise; sound
  – **respiratoire**, whisper
brûlure, burn; scald
  – **gastrique**, stomach pain; heart burn
brun, brown
brut, crude; gross
bubon, bubo
buccal, buccal; oral
buccinateur, buccinator
budget (établir un), budget (set the)
bug, bug
buisson, bush
bulbe, bulb
  – **spinal**, medulla oblongata; spinal bulb
bulle, bubble; bulla
bulletin, news letter
bureau, office
  – **des entrants**, admitting office
  – **des infirmiers(ères)**, nurse station area
bursite, bursitis
but, aim; goal; purpose
butée, joint stop
byssinose, byssinosis

C

c.à.d. (c'est-à-dire), i.e. (id est)
cabinet médical, office
cablage, wiring
caca, pooh
cachet, cachet
cachexie, cachexia
cadavre, cadaver; corpse
cadeau, gift
cadre, frame; framework; manager; setting
caducée, caduceus
caduque, decidua
cæcum, cecum
caféine, caffeine
cage thoracique, rib cage
cahier d'observation, case report form
caillot, clot
 – sanguin, blood clot
caisson hyperbare, hyperbaric chamber
caissons (maladie des), caisson disease; decompression sickness
cal, callus
 – vicieux, malunion
calcaire, calcareous
calcanéum, calcaneus; heel bone
calcémie, calcemia
calciférol, calciferol
calcification, calcification
calcitonine, calcitonin
calcium, calcium
calcul, calculus; concretion; stone
 – biliaire, gallstone
 – urinaire, urolith
 – vésical, cystolithiasis
calendrier, calendar; timetable
calibre, gauge
calibrer, calibrate
calice, calyx
callosité, callosity; callus; keratoma; keratosis
calmant, sedative
calmar, squid
calme, quiet
calmer, soothe
calorie, calorie
calorigène, calorigenic
calorimètre, calorimeter
calotte, cap
 – crânienne, calvaria
calvitie, alopecia; baldness
camisole de force, strait-jacket
canal, canal; channel; duct; ductus; tunnel; vas
 – artériel, ductus arteriosus
 – artériel systémique, patent ductus arteriosus
 – biliaire, bile duct
 – carpien (syndrome du), carpal tunnel syndrome
 – cystique, cystic duct
 – de communication, through fare channel
 – galactophore, lactiferous duct
 – ionique, ion channel
 – lacrymal, tear duct
 – sacré, sacral canal
 – semi-circulaire, semicircular canal
canalicule, canaliculus
canapé, couch
cancer, cancer; carcinoma
 – bronchique, bronchial carcinoma
cancérophobie, cancerophobia
cancroïde, cancroid
candidat, applicant
canicule, heat wave
canine, canine teeth
cannabis, cannabis
canne, walking stick
 – anglaise, forearm crutch

canule, cannula
caoutchouc, rubber
capacité, ability; capacity
 – respiratoire, lung capacity
 – vitale (CV), vital capacity (VC)
capillaire, capillary
capital, paramount
capité, capitate
capsule, capsule
capsulite, capsulitis
capsulotomie, capsulotomy
captation, uptake
capteur, pick up
capuchon, cap
 – muqueux, pericoronal flap
caractère, print; temper
 – gras, black face
caractériel, unstable
caractéristique, feature
carboxyhémoglobine, carboxy-hemoglobin
carcinogène, carcinogenic
carcinoïde, carcinoid
carcinomatose, carcinomatosis
carcinome, carcinoma
cardia, cardia
cardiaque, cardiac
cardiographe, cardiograph
cardiologie, cardiology
cardiomyopathie, cardiomyopathy
cardiopathie, cardiopathy; heart disease
 – congénitale, congenital heart disease
 – ischémique, ischemic heart disease
 – rhumatismale, rheumatic heart disease
cardiospasme, cardiospasm
cardiovasculaire, cardiovascular
cardite, carditis
carence, deficiency; deprivation
 – affective, affective deprivation
carène, carina
carie, caries; cavity
 – dentaire, dental decay
carné, carneous
caroncule, caruncle
carotène, carotene
carotide, carotid
carotidien, carotid
carpe, carpus
 – (grand os du), capitate bone
carpométacarpien, carpometa-carpal
carré, quadrate; square
carte, map
 – d'assuré social, health insurance card
cartographie, mapping
carton, board
cartouche, cartridge
caryocinèse, karyokinesis
caryotype, karyotype
cas, case
 – publié, case report
caséine, casein
casier, locker
Casoni (épreuve de), Casoni's test
casque, head phone; helmet
cassant, brittle
cassé, broken
cassure, break
castration, castration
casuistique, casuistics
catabolisme, catabolism
cataire, purring
catalepsie, catalepsy
catalyseur, catalyst
cataphorèse, cataphoresis
cataplexie, cataplexy
cataracte, cataract
catarrhe, catarrh
catatonie, catatonia
catharsis, catharsis
cathartique, cathartic
cathéter, catheter
cathétérisme, catheterism
cation, kation
cauchemar, nightmare
caudal, caudal
caudé, caudate

causal, causative
caustique, caustic
cautère, cautery
caverne, cavity
caverneux, cavernous
cavité, cavity; chamber
  – **articulaire**, socket
cécité, blindness
ceinture, belt; girdle; limb-girdle; waist
  – **abdominale**, abdominal binder
  – **pelvienne**, hip girdle
célibataire, bachelor; single
cellulaire, cellular
cellule, cell
  – **bordante**, oxyntic cell; parietal cell
  – **ciliée**, hair cell
  – **souche**, stem cell
cellule caliciforme, goblet cell
cellule-cible, target cell
cellulite, cellulitis
cellulose, bulk; cellulose
cénesthésie, kinesthesis
centigrade, centigrade
centimètre (cm), centimeter (cm)
centre, center; centrum; unit
  – **d'accueil médicosocial**, outreach center
centrifugeuse, centrifuge
centripète, centripetal
centromère, centromere
cependant, though
céphalée, headache
céphalique, cephalic
céphalocèle, cephalocele
céphalométrie, cephalometry
cercaire, cercaria
cerceau de lit, sickbed wire frame
cerclage, banding
cérébral, cerebral
cérébration, cerebration
certificat prénuptial, premarital certificate
cérumen, cerumen; ear wax
cerveau, brain; cerebrum
  – **antérieur**, forebrain
  – **postérieur**, hindbrain
cervelet, cerebellum
cervical, cervical
cervicectomie, cervicectomy
cervicite, cervicitis
césarienne, caesarian section
cestode, cestode; tapeworm
cétone, ketone
cétonémie, ketonemia
cétonurie, ketonuria
cétose, ketosis
cétostéroïde, ketosteroid
chagrin, grief
chaîne, chain
  – **du froid**, cold chain
chair, flesh
  – **de poule**, goose pimples
chaise, chair
chalazion, meibomian cyst
chaleur, calor; heat
chambre, chamber; room
  – **postérieure de l'œil**, posterior chamber of eye
champ, area
  – **opératoire**, drape; operative field
  – **récepteur**, receptive field
  – **stérile**, care drape
  – **visuel**, field of vision
champignon, fungus
chancre, chancre
chancrelle, chancroid
chancroïde, chancroid
changement, alteration; change
chaque, every
charbon, anthrax; pustula maligna
charge, charge; load
  – **de travail**, workload
chariot à médicaments, drug trolley
charlatan, quack
charnière, hinge
charnu, carneous
charpente, framework

charpie, lint
chat dans la gorge (avoir un), frog in one's throat (to have)
chatouillement, tickle
chaud, hot; warm
chaude-pisse, clap
chauffage, heating
chaussette, sock
chaussure, shoe
chauve, bald
chaux, lime
chef de service, consultant
chef d'un muscle, caput
chéilite, cheilitis
chéiloplastie, cheiloplasty
chélateur, chelating agent
chéloïde, keloid
chémorécepteur, chemoreceptor
chémosis, chemosis
chercheur, investigator; researcher
  – d'emploi, job-seeker
chétif, weak
chevauchement, overlap
cheveu, hair
cheville, ankle
chevrotement, quaver
chiasma, chiasma
chiffon, cloth
chiffre, number
chimère, chimera
chimie, chemistry
chimiorécepteur, chemoreceptor
chimiotactisme, chemotaxis
chimiotaxie, chemotaxis
chimiothérapie, chemotherapy
chimiotropisme, chemotropism
chiropracteur, chiropractor
chiropraxie, chiropractic
chirurgical, surgical
chirurgie, surgery
  – ambulatoire, day surgery
  – correctrice, reparative surgery
  – lourde, major surgery
  – (petite), minor
  – réparatrice, reconstructive surgery
chirurgien, surgeon
chlamydiase, chlamydiosis
chloasma, chloasma
chlorhydrate, hydrochloride
chlorhydrique (acide), hydrochloric acid
chloroforme, chloroform
chlorome, chloroma
chlorure, chloride
  – de sodium, sodium chloride
choanes, choanae
choc, bump; shock
  – de pointe, apex beat
  – rotulien, patella impact
choisir, choose
choix, choice
cholagogue, cholagogue
cholangiogramme, cholangiogram
cholangite, cholangitis
cholécystectomie, cholecystectomy
cholécystenstérostomie, cholecystenterostomy
cholécystite, cholecystitis
cholécystographie, cholecystography
cholécystolithiase, cholecystolithiasis
cholécystostomie, cholecystostomy
cholédocholithotomie, choledocholithotomy
cholédochotomie, choledochotomy
cholélithiase, cholelithiasis
cholémie, cholemia
choléra, cholera
cholestéatome, cholesteatoma
cholestérol, cholesterol
cholinergique, cholinergic
cholinestérase, cholinesterase
cholurie, choluria
chondralgie, chondralgia
chondriome, chondriome
chondrite, chondritis
chondrodynie, chondralgia

chondromalacie, chondromalacia
chondrome, chondroma
chondrosarcome, chondrosarcoma
chordée, chordee
chordite, chorditis
chorée, chorea
chorion, chorion
choroïde, choroid
choroïdite, choroiditis
choroïdocyclite, choroidocyclitis
chromatine, chromatin
chromatographie, chromatography
chromosome, chromosome
  – X, X chromosome
  – Y, Y chromosome
chronique, chronic
chronométrage, timing
chuchoter, whisper
chuintement, hissing
chute, fall; shedding
chyle, chyle
chyleux, chylous
chylifère, chylous; lacteal
chylomicron, chylomicron
chyme, chyme
cible, target
cicatrice, cicatrix; scar
cicatriciel, cicatricial
cicatrisation, healing; scarring
cil, eyelash
cils, cilia
cinéplastie, kineplasty
cinésie, kinesis
cinétique, kinetics
circadien, circadian
circiné, circinate
circoncision, circumcision
circonférence, girth
circonflexe (nerf), circumflex nerve
circonscrit, circumscribed
circonvolution, convolution; gyrus
circulation, circulation
  – sanguine, blood stream
cire, wax
cirrhose, cirrhosis
cirsoïde, cirsoid
cisaillement, shearing
ciseaux, scissors
citation, quotation
citer, mention; quote
citerne, cistern
  – de Pecquet, ampulla chyli
civière, stretcher
clair, clear; clear cut
clairance, clearance
clamp, clamp; forceps
claquement, clap; click; snap; tapping
classe, class
classement, filing; grading
claudication, claudication; limp
claustrophobie, claustrophobia
clavicule, clavicle; collarbone
clavier, keyboard
clé, key
clearance, clearance
cléidotomie, cleidotomy
clic, click
cliché, picture; plate
  – thoracique, chest film
clientèle, practice
  – privée, office practice
clignement, blinking; winking
  – réflexe, threat reflex
clignotement, blinking; nictation
climatère, climacteric
climax, climax
clinicien, clinician
clinique, clinic; clinical; clinical assesment
clip, clip
cliquer avec la souris, click
clitoris, clitoris
clivage, cleavage; splitting
cloison, septum
cloisonnement, partition
clonique, clonic
clonus du pied, ankle clonus
cloque, blister

clou, boil; clavus; nail; pin
coagulation, clotting; coagulation
coarctation, coarctation
cobalt, cobalt
cobaye, guineapig
cocaïne, cocaine
cocaïnomanie, cocaine addiction
coccus, coccus
coccygodynie, coccydynia
coccyx, coccyx
cochlée, cochlea
cochonneries, junk food
codage, coding
code, code
codéine, codeine
codominance, codominance
codon, codon
coefficient de perméabilité, permeability coefficient
cœliaque, celiac
cœlioscope, laparoscope
cœlioscopie, celioscopy
coenzyme, coenzyme
cœur, heart
– **pulmonaire**, cor pulmonale; pulmonary heart disease
cœur-poumon artificiel, heart lung machine
cofacteur, cofactor
cognition, cognition
cohérent, consistent
coiffe, caul
– **des rotateurs**, rotator cuff
coin, wedge
coït, coitus
col, neck
– **de l'utérus**, cervix uteri
– **du fémur**, neck of the femur
colectomie, colectomy
colère, anger
coliforme, coliform
colique, colic
– **néphrétique**, renal colic
coliques, gripes
colis, package
colite, colitis
collabé, collapsed
collage spécial, special paste
collagène, collagen
collant, hose
collapsus, collapse
collatéral, collateral
colle, glue
collection, collection
coller, paste
collet de la dent, neck of tooth
collobome, colloboma
collodion, collodion
colloïde, colloid
collyre, eye drops; eye lotion
colobome, coloboma
côlon, colon
– **ascendant**, ascending colon
– **irritable**, irritable bowel syndrome
colonie, colony
colonne, column
– **vertébrale**, backbone; spine
colorant, dye; stain
coloration, staining
colostomie, colostomy
colostrum, colostrum
colotomie, colotomy
colpite, colpitis
colpocèle, colpocele
colporraphie, colporrhaphy
colposcope, colposcope
colposcopie, colposcopy
colpotomie, colpotomy
columelle, modiolus
coma, coma
– **dépassé**, brain death
comateux, comatose
combat, fight
comédon, blackhead; comedo (pl. comedones)
comité, board
– **de relecture**, review panel
comitialité, epilepsy
commande, order
comme, like
commensal, commensal

commentaire, comment
commission d'AMM, licensing commission
commissure, commissura
commode, handy
commotion, concussion
  – cérébrale, brain concussion
commotionné, concussed
commun, common
communication, communication
  – interauriculaire, atrial septal defect
  – interventriculaire, ventricular septal defect
comparaison avant-après, before and after comparison
comparaison intra-groupe, within-group comparison
compartiment, compartment; cubicle
compas, compass
  – à calibrer, calipers
compatibilité, compatibility
  – sanguine (épreuve de), cross-matching
compatible, consistent
compensation, compensation; offset
compétence, proficiency; skill
complément, complement
complémentaire, further
complet, complete; comprehensive; full; whole
complexe, complex
  – d'infériorité, inferiority complex
complexes pointe-onde, spike and wave complexes
compliance, compliance
complication, complication
compliqué, complicated
comportement, behavior
  – alimentaire, feeding behavior
comportementalisme, behaviorism
composant, component
composé, compound
composer un numéro, dial
composition, type setting
compréhension, apprehension; comprehension; understanding
compresse, compress; pad
compression, compression; pressure
  – médullaire, cord compression
comprimé, tablet
comprimer, squeeze
comptabilité, accounting; billing department
comptable, accountant
comptage, counting
compte, count
  – d'exploitation, underwriting account
compte-gouttes, dropper
compter sur, rely
compte-rendu, account; report
  – opératoire, operative report
compteur, counter
  – Geiger, Geiger counter
concavité, concavity
concentration, concentration
concentré, concentrate
concentrique, concentric
conception, conception
concis, compact
concours, contest
concrétion, concretion
condensateur, condenser
condensation, condensation
conditionnement, conditioning; packaging
condom, condom
conductance, conductance
conducteur, conductor
conduction, conduction
  – osseuse, osteophony
conduit, canal; duct; ductus; meatus
  – lactifère, lactiferous duct
conduite, conduct; drive
  – à tenir, approach
  – automobile, driving

condyle, condyle
condylome, condyloma
cône, cone
confabulation, confabulation
conférence, lecture
confiance, confidence; trust
confiné à la maison, homebound
conflit, conflict
conformité, compliance
confort, comfort
confusion, confusion
 – mentale, delirium
congé de maladie, sick leave
congélation, freezing
congénital, congenital
congestif, suffused
congestion, congestion
congrès, congress
conisation, conization
conjonctif, connective
conjonctive, conjunctiva
conjonctivite, conjunctivitis
conjugata, conjugate diameter
conjugué, conjugate
connaissance, cognition; knowledge
connecté, on line
connectif, connective
connexion, wiring
connu, known
conque, concha
consanguinité, consanguinity
conscient, aware; conscious
conseil, advice
 – conjugal, marital counseling
conseiller, advise
consentement éclairé, consent form; informed consent
conservateur, conservative
conserve, canned food
conserver, retain
consolidation, consolidation; healing; union
consommation, consumption
 – d'oxygène, oxygen uptake
consomption, consumption
constant, consistent
constante, constant
constipation, constipation
constitution, personality
constitutionnel, constitutional
constriction, constriction
consultation, counseling
 – médicale, office visit
contact, contact; relation
contage, contact
contagieux, contagious
contagion secondaire, cross-infection
contaminé, contaminated
contention, bracing; fixation; setting
contenu, content
contingent, quota
contondant, blunt
contour, outline
contraceptif, contraceptive
 – oral, contraceptive pill
contraception, contraception
contracté en ville, community acquired
contraction, contraction
 – en sablier, hourglass contraction
contracture, contracture
 – ischémique, ischemia contracture
contradictoire, conflicting
contraignant, demanding
contrainte, stress
contrarié, upset
contre-courant, countercurrent
contre-indication, contraindication
contre-placebo, placebo-controlled
controlatéral, contralateral
contrôle, control
 – de porte, gate control

contrôler la fabrication des médicaments, oversee drug manufacturing
contrôler la consommation, check consumption
contrôler les dépenses de santé, check healthcare expenditure
contusion, bruise; contusion
convalescence, convalescence
convection, convection
convenable, adequate
convergence, convergence
conversion, conversion
convexe, convex
convulsion, convulsion
copier, copy
copulation, copulation
coque, coccus
coqueluche, pertussis; whooping cough
coquillage, shellfish
coquille, shell; misprint
cor, clavus; corn
coracoïde, coracoid
coracoïdien, coracoid
corde, chorda; cord; rope
cordite, chorditis
cordon, chorda; cord; funis
  – sanitaire, sanitary cordon
  – spermatique, spermatic cord
cordons de la moelle spinale, funiculi of the spinal cord
corne, horn
corné, keratic
cornée, cornea
cornéen, corneal
cornets des fosses nasales, turbinate bones
cornue, retort
coroner, coroner
coronoïde, coronoid
coronoïdien, coronoid
corps, body; corpus; shaft
  – calleux, corpus callosum
  – cellulaire, cell body
  – ciliaire, ciliary body; corpus ciliare
  – étranger, foreign body
  – géniculé, geniculate body
  – jaune, corpus luteum; luteus
  – strié, striate body
  – vitré, vitreous
corpulence, corpulence; corpulency
corpuscule, body; corpuscule
correcteur orthographique, spell checker
correctif, corrective
correction éditoriale, editing
  – d'épreuves, proof reading
corrosif, corrosive
cortex, cortex
cortical, cortical
corticostéroïde, corticosteroid; adrenocortical steroid
corticosurrénale, adrenal cortex
corticotrope, corticotrophic
cortisol, cortisol
cortisone, cortisone
coryza, coryza
  – spasmodique, hay fever
cosmétique, cosmetic
costal, costal
costochondrite, costochondritis
costume, suit
cotation, score
côte, rib
côté, side
  – (de), sideways
cou, neck
couche, coat; layer; sheet; stratum
  – de bébé, diaper
  – de cellules à épines, prickle-cell layer
couché, recumbent
  – sur le dos, supine
coude, cubitus; elbow
  – du joueur de tennis, tennis elbow
cou-de-pied, instep
couleur, color

couloir de marche, walking tank
coup, bump; jab; shot
  – **de chaleur**, heat stroke
  – **de pied**, kick
  – **de soleil**, sunburn
  – **d'œil**, glance
  – **du lapin**, whiplash injury
coupable, culprit
coupe, cup; section; slice
  – **transversale**, cross-section
couper, cut
couperose, acne rosacea
couplage, coupling
coupure, cut
  – **de courant**, power cut
  – **de presse**, press clipping
courant, common; current; stream
  – **alternatif**, alternating current
  – **d'air**, draft; draught
  – **entrant**, inward current
courbe, curve
courber (se), bend
courbure, flexure
couronne, crown
  – **dentaire**, corona dentis
courrier, mail
cours, class; course
  – **(en)**, on going
  – **de perfectionnement**, upgrading course
court, short
  – **terme (à)**, short term
court-circuit, bypass; short circuit
coussinet, cushion
coût, cost
couteau, knife
couture, seam
couturier (muscle), sartorius muscle
couverture, cover; coverage; rug
  – **de survie**, foil survival blanket; space blanket
couveuse, incubator
cow-pox, cowpox
coxa, coxa
coxalgie, coxalgia
crachat, sputum
cracher, spit
crachoir, spitoon
crainte, fear
crampe, charley horse; cramp
  – **des écrivains**, writers' cramp
crâne, cranium; skull
crânien, cranial
cranioclaste, cranioclast
craniométrie, craniometry
craniopharyngiome, craniopharyngioma
craniosténose, craniostenosis
craniosynostose, craniosynostosis
craniotabès, craniotabes
craniotomie, craniotomy
crase, crasis
créatine, creatine
créatinine, creatinine
crèche, day nursery
crème, cream
crénage, kerning
crénothérapie, crenotherapy
crépitation, crepitus
crête, crest; ridge
  – **ampullaire**, acoustic crest
  – **iliaque**, iliac crest
crétinisme, cretinism
creux, hollow
crevasse, crevice; fissure
cri, cry; shout
  – **du chat (maladie du)**, cat cry syndrome
criblage, screening
criblé, cribriform
cribriforme, cribriform
cricoïde, cricoid
cricoïdien, cricoid
crise, attack; crisis; seizure; spell
  – **de larme**, crying fit
cristallin, lens
cristallinien, lenticular
cristalloïde, crystalloid
cristallurie, crystalluria

critère, criteria
– **principal d'évaluation**, main end point
critique, critical; review; reviewer
crochet, hook
crochu, unciform
– **(os)**, uncinate bone
– **du carpe (os)**, hamate bone
croisement, cross-over
croissance, growth
croissant, crescent
croup, croup
croûte, crust; scab
– **de lait**, milkcrust
crucial, crucial
cruciforme, cruciform
crural, crural; femoral
– **(nerf)**, femoral nerve
cryesthésie, cryesthesia
cryoanalgésie, cryoanalgesia
cryochirurgie, cryosurgery
cryothérapie, cryotherapy
cryptorchidie, cryptorchism
cubitus, cubitus; ulna
cuillère, spoon
– **à café**, teaspoon
– **à soupe**, tablespoon
cuillérée, spoonful
cuir chevelu, scalp
cuisse, thigh
cuivre, copper
cul-de-sac de Douglas, Douglas' pouch
culdoscopie, culdoscopy
culot urinaire, urinary sediments
culture, culture
cunéiforme, cuneiform; sphenoid
curage axillaire, axillary lymph node dissection
curare, curare
curatif, curative
cure, cure
– **de dégoût**, aversion therapy
– **thermale**, crenotherapy
cure-dent, toothpick
curetage, curettage
curette, curette
curieux, eager
cuspide, cusp
cutané, cutaneous
cuticule, cuticle
cuvette, basin; pan
cyanocobalamine, cyanocobalamin
cyanose, cyanosis
cycle, cycle
– **anovulatoire**, anovulatory cycle
– **de Krebs (cycle de)**, citric acid cycle
cyclite, cyclitis
cyclodialyse, cyclodialysis
cycloplégie, cycloplegia
cyclothymie, cyclothymia
cyclotomie, cyclotomy
cylindraxe, axon
cylindre, cast
– **épithélial**, epithelial cast
– **hématique**, blood cast
– **urinaires**, urinary cast
cyphoscoliose, kyphoscoliosis
cyphose, kyphosis
cystadénome, cystadenoma
cystectomie, cystectomy
cysticercose, cysticercosis
cystinose, cystinosis
cystinurie, cystinuria
cystique, cystic
cystite, cystitis
cystocèle, cystocele
cystographie, cystography
– **mictionnelle**, voiding cystography
cystolithiase, cystolithiasis
cystométrie, cystometry
cystoscope, cystoscope
cystostomie, cystostomy
cystotomie, cystotomy
cytochrome, cytochrome
cytogénétique, cytogenetics
cytologie, cytology
– **exfoliative**, exfoliative cytology

cytolyse, cytolysis
cytomètre, cytometer
cytopathogène, cytopathic
cytoplasme, cytoplasm
cytotoxine, cytotoxin
cytotoxique, cytotoxic
cytotrophoblaste, cytotrophoblast

D

dacryoadénite, dacryoadenitis
dacryocystite, dacryocystitis
dacryocystorhinostomie, dacryocystorhinostomy
dacryolithe, dacryolith
dactylie, dactylitis
dactylite, dactylitis
dactylologie, dactylology
daltonisme, color blindness; daltonism
danger, jeopardy
dangereux, hazardous
dans, within
dard, sting
dartre, scurf
darwinisme, darwinism
date, date
  – de péremption, expiration date
  – limite, deadline
de, from
déambulateur, walker; walking frame
débarasser, clear
débat, discussion; talk
débile, dull; feeble minded
  – mental, moron
débilité, debility; infirmity; weakness
débit, flow; outflow; output
  – cardiaque, cardiac output
  – de pointe, peakflow
  – expiratoire, expiratory flow rate
  – sanguin, blood flow
déboîtement, dislocation
débordement, overflow
debout, erect; standing
début, onset; start
  – tardif, late onset
décalage, time lag
  – horaire, jet-lag
décapitation, decapitation
décapsulation, decapsulation
décédé, deceased
décennie, decade
décérébré, decerebrate
décès, death
décharge, discharge; firing
déchet, waste
déchets, refuse
déchiré, torn
déchirure, laceration; tear
décibel (db), decibel (db)
decidua, decidua
décision de ne pas ranimer, decision to forego resuscitation
déclaré, reported
déclarer, notify
déclenchant, triggering
déclin, decline
décollation, decapitation
décollement, detachment
  – de rétine, retinal detachment
décolorant, bleach
décompensation, decompensation
décomposition, breakdown; decay; decomposition
décompression, decompression
déconditionnement, deconditioning
déconnexion inter-hémisphérique, split brain
  – (syndrome de), commissural syndrome
décontracturant, relaxant
décours, decrement
découverte, finding
décret, decree
décroissant, waning
décubitus, reclined position; recumbent
décussation, decussation

dédoublement, duplication; splitting
dédret, decree
défaillance, lapse
défaut, defect; fault; flaw
  – (à), failing this
défécation, defecation
défectueux, faulty
défense musculaire, guarding
défi, challenge
défibrillateur, defibrillator
défibriné, defibrinated
déficience, deficiency
déficit, deficiency
  – immunitaire, immunodeficiency
  – musculaire, muscle weakness
déformation, deformity; strain
déformé, distorted
dégel, thaw
dégénération, degeneration
dégénérescence, degeneration
  – graisseuse, fatty degeneration
déglutition, deglutition; swallowing
dégradation, degradation
dégraisser, downsize
degré, grade
déjà-vu, pseudomnesia
déjection, dejection
délai, delay
  – supplémentaire, extension
délaissé, derelict
délétion, deletion
délinquant, offender
délirant, delusional
délire, delusion
délirer, rave
delirium tremens, delirium tremens
délit, offense
délivrance, delivery; expulsion of placenta; placental birth
  – de médicaments, dispensing
délivre, after-birth
deltoïde, deltoid
deltoïdien, deltoid
demande, application; request
  – d'emploi, application; job application
demander, call for
démangeaison, itch; itching
démarcation, demarcation
démarche, gait
  – dandinante, waddling gait
  – festinante, festinating gait
  – titubante, drunken gait
démarrer, start
démence, dementia; lunacy
dément, dement; lunatic
demi, half
demi-frère, stepbrother
demi-sœur, stepsister
demi-vie, half life
démographie, demography
démontré, documented
démotivation, disincentive
dénaturation, denaturation
dendrite, dendrite
dénégation, negation
dénervé, denervated
dengue, dengue
déni, denial
dénomination commerciale, proprietary name
dénomination commune internationale des médicaments, international nonproprietary names
denrée alimentaire, foodstuff
denrées, goods
densité, density
dent(s), tooth (teeth)
  – de lait, deciduous tooth; milk tooth
  – de sagesse, wisdom tooth
  – incluse, impacted tooth
  – permanente, permanent tooth
dentaire, dental
dental, dental
denté, dentate
dentelle, lace

dentier, denture; false teeth
dentiforme, odontoid
dentifrice, toothpaste
dentine, dentin
dentiste, dentist
dentition, dentition
denture, dentition
– **artificielle**, denture
dénutrition, denutrition
déodorant, deodorant
dépannage, troubleshooting
dépassement, overshoot
dépasser, exceed; outweigh
dépendance, dependency
dépense, expenditure; spending
– **d'énergie**, energy output
– **de santé**, healthcare expenditure
dépersonnalisation, depersonalization
dépilatoire, depilatory
dépistage, case finding; screening
– **de masse**, mass screening
– **gratuit**, free screening
déplacement, displacement; shift; travel
déplétion, depletion
dépliant, leaflet
déplier, unfold
dépôt, deposit
dépourvu de, free of
dépresseur, depressant
dépression, depression
– **d'involution**, involutional depression
– **nerveuse**, nervous breakdown
– **réactionnelle**, reactive depression
déprimé, depressed
dérivation, bypass; derivation; drift; lead; shunt
– **bipolaire ou périphérique**, bipolar lead
dérivé, derivative
dermaphyte, dermatophyte
dermatite, dermatitis
– **médicamenteuse**, drug eruption
dermatoglyphes, dermatoglyphics
dermatographie, dermatography
dermatologie, dermatology
dermatologiste, dermatologist
dermatome, dermatome
dermatomycose, dermatomycosis
dermatomyosite, dermatomyositis
dermatophyte, dermatophyte
dermatophytose, ringworm
dermatose, dermatosis
derme, cutis; derma; dermis
dermographie, dermographia
dernier, last; latter
– **recours**, last resort
derrière, bottom
désaccord, disagreement; discrepancy
désaltérer (se), quench one's thirst
désamination, deamination
désarticulation, disarticulation
descendant, descending
désensibilisation, desensitization
déséquilibre, imbalance; unbalance
déshabiller, undress
déshydratation, dehydration
déshydrogénase, dehydrogenase
désigner, point out
désinfectant, disinfectant
désinfestation, disinfestation
désintoxication, detoxication
désir obsédant, craving
desmoïde, desmoid
désodorisant, deodorant
désorientation, bewilderment; disorientation
désoxydation, deoxidation
désoxyribonucléique (acide) (ADN), deoxyribonucleic acid (DNA)
desquamation, desquamation; peeling
dessiccation, desiccation

dessin, drawing; picture
– **au trait**, line drawing
dessous, below
destin, fate
destiné à, aimed at; intended for
désuet, obsolete
détendeur, pressure reducer
détendu, loose
détenu, inmate
détergent, detergent
détérioration, deterioration
déterminant antigénique, antigenic determinant
détermination, assay; determination
déterminer, ascertain
détersion, cleaning
détournement, steal
détoxication, detoxication
détresse, distress
– **respiratoire (syndrome de)**, respiratory distress syndrome
détritus, detritus; litter
détroit, strait
– **inférieur du bassin**, inferior pelvis strait
détrusor, detrusor urinae
deuil, bereavement; grieving; mourning
deutéranomalie, deuteranomaly
deux fois, twice
devant, ahead; front; in front of
développement, development
– **psychomoteur**, developmental milestones
développer, expand
déversement, spillage
déviation, deviation
devoir, duty
dextran, dextran
dextrine, dextrine
dextrocardie, dextrocardia
dextrose, dextrose
diabète, diabetes
– **insipide**, diabetes insipidus
– **sucré**, diabetes mellitus
diabétique, diabetic
diabétogène, diabetogenic
diacétique (acide), diacetic acid
diagnostic, diagnosis
– **par excès**, overdiagnosis
diagnostique, diagnostic
dialyse, dialysis
diamètre, diameter
– **promonto-rétropubien**, conjugate diameter
diapason, tuning fork
diapédèse, diapedesis
diaphorétique, diaphoretic
diaphragmatique, phrenic
diaphragme, diaphragm; midriff
diaphyse, diaphysis
diapositive, slide
diarrhée, diarrhea
diarthrose, diarthrosis
diastase, diastase
diastole, diastole
diastolique, diastolic
diathermie, diathermy
diathèse, diathesis
dicrote, dicrotic
dictionnaire Vidal, french data sheet compendium
diélectrique, dielectric
diète, diet
diététicien, dietitian
diététique, dietetics
différentiel, differential
différer, postpone
difficile, fastidious
difficulté, trouble
difformité, deformity
diffraction, diffraction
diffusion, broadcast; diffusion
digestion, digestion
digitale, digitalis
diholoside, disaccharide
dilacération, laceration
dilatateur, dilator
dilatation, dilatation
dilution, dilution; potency
dimercaprol (BAL), dimercaprol (BAL)

dimidié, homolateral
diminuer, lessen
diminution, abatement; decrease; decrement
dioptrie, dioptre
dioxyde, dioxide
diphtérie, diphtheria
diplégie, diplegia
diplocoque, diplococcus
diploïde, diploid
diplomé, graduate
diplopie, diplopia; double vision
dipsomanie, dipsomania
directeur, manager
  – général, chief executive
disaccharide, disaccharide
discours, speech
discret, discrete
discuter, argue
disjonction, disjunction
dislocation, dislocation
disparition, disappearance
dispersion, scatter
disponibilité, availability; readiness
disponible, available
disposé en réseau, cancellous
dispositif, device
  – intra-utérin, intrauterine contraceptive device
disposition, affect; arrangement; array
disproportion, disproportion
disque, disk; record
  – dur, hard disk
  – optique, optic disk
disquette, disk; floppy disk
dissection, dissection
dissémination, spread
disséminé, disseminated
dissociation, dissociation
dissolution, dissolution
distal, distal
distance (à), remote
distendu, distended; patulous
distichiase, distichiasis
distillation, distillation
distribution, distribution
diurèse, diuresis; urine output
diurétique, diuretic
diurne, diurnal
divergence, discrepancy
divers, miscellaneous
diverticule, diverticulum
diverticulite, diverticulitis
diverticulose, diverticulosis
division, division
DL50, LD50
doigt, dactyl; digit; finger
  – à ressort, snapping finger; trigger finger
  – en marteau, mallet finger
doigtier, fingerstall
dôme pleural, cervical pleura
domicile, home
dominant, dominant
dommage, mischief
don d'organe, organ donation
  – (faire un), donate organs
données, data
  – brutes, raw data
  – de pharmacovigilance, safety data
  – en fonction du sexe, gender analysis
donner, give
  – naissance, bear
donneur, donor; giver
dopage, doping
dopamine, dopamine
dopant, dope
dopa-réaction, dopa reaction
dorloter, cuddle; pamper
dormant, quiescent
dorsal, dorsal
dorsalgie, backache
dorsiflexion, dorsiflexion
dos, back; dorsum
dosage, assay; dosage
  – biologique, bioassay
  – immunologique, immunoassay

– **radio-immunologique**, radio-immunoassay
dose, dose
– **létale médiane (DL50)**, median lethal dose (LD50)
– **mortelle**, lethal dose
dossier, backrest; file; folder
– **clinique**, clinical record
– **de demande d'autorisation**, marketing autorisation file
– **de presse**, press pack
– **de soin**, patient chart
– **médical**, health file
doter, endow
d'où, hence
double, double
– **Y (syndrome du)**, XYY genotype
douille, socket
douleur, ache; agony; dolor; pain
– **de croissance**, growing pain
– **en coup de poignard**, stabbing pain
– **exquise**, sharp pain
– **fulgurante**, lightning pain
– **pelvienne intermenstruelle**, midpain
– **projetée**, referred pain
– **vive**, pang
douleurs ostéoarticulaires au cours de la maladie des caissons, bends
douloureux, aching; painful; sore; tender
douve, fluke
doux, bland; gentle; mild; soft
Down (syndrome de), Down's syndrome
dragée, sugar-coated pill
drain, drain; drainage tube
drap, sheet
drépanocytose, sickle-cell anemia
drogue, drug
droit, dexter; entitlement; erect; right; straight
– **d'auteur**, copyright; royalty
duodénal, duodenal
duplication, duplication
dur, hard; tough
durcissement, hardening
durée, duration
– **de vie**, life span; lifetime
– **moyenne d'hospitalisation**, average length stay
dure-mère, dura mater
durer, last
durillon, callus; corn
dysarthrie, dysarthria
dyschésie, dyschezia
dyschondroplasie, dyschondroplasia
dyscorie, dyscoria
dysdiadococinésie, dysdiadocokinesia
dysenterie, dysentery
dysesthésie, dysesthesia
dysfonction, dysfunction
dysfonctionnement, dysfunction
dysgénésie gonadique, gonadal dysgenesis
dyshidrose, pompholyx
dyskinésie, dyskinesia
dyslalie, dyslalia
dyslexie, dyslexia
dysménorrhée, dysmenorrhea
dysostose, dysostosis
– **cléido-crânienne**, cleidocranial dysostosis
dyspareunie, dyspareunia
dyspepsie, dyspepsia
dysphagie, dysphagia
dysplasie, dysplasia
dyspnée, breathlessness; dyspnea
– **d'effort**, exercise-induced dyspnea
dystocie, dystocia
dystrophie, dystrophy
– **musculaire progressive**, muscular dystrophy
– **pulmonaire progressive**, vanishing lung
dysurie, dysuria

E

eau, water
- **de javel**, bleach
- **libre**, free water
- **potable**, drinking water

eaux usées, sewage
éblouissement, glare
ébranlement, shaking
ébriété, drunkenness
ébullition, boiling
écaille, scale; squama
écart, interval
écartement en éventail des orteils, fan-wise spreading of the toes
écarteur, retractor
écart-type, standard deviation
ecchondrome, ecchondroma
ecchymose, bruise; ecchymosis
échancrure, incisura; notch
échantillon, sample; specimen
échantillonnage, sampling
échappement, escape
écharpe, scarf; sling
échauffement, warm-up
échec, failure
- **thérapeutique**, treatment failure

échelle, ladder; scale
- **colorimétrique**, color chart
- **d'appréciation**, rating scale
- **numérique**, numerical value scale
- **visuelle analogique**, visual analog scale

échinocoque, Echinococcus
échocardiographie, echocardiography
échographie, ultrasonography
- **obstétricale**, obstetric ultrasound

écholalie, echolalia
échouer, fail
éclair, flash
éclairement, illuminance
éclampsie, eclampsia
éclat, glitter; splinter
éclater, burst
éclosion, outbreak
ecmnésie, ecmnesia
école, school
écologie, ecology
économe, sparing; thrifty
écoulement, discharge; drip; flow
- **gazeux**, air flow
- **polluant**, effluent

écouvillon, swab
écran, screen; shield
- **fluorescent**, fluorescent screen
- **(grand)**, wide screen
- **plat**, flat screen
- **solaire**, sunscreen

écraser, mash; squash
ectasie, ectasia
ectoderme, ectoderm
ectopique, ectopic
ectrodactylie, ectrodactylia
écumeux, frothy
eczéma, eczema
édenté, toothless
éditer, publish
éditorial, leader
édulcorant, sweetener
effecteur, effector
efférent, efferent
effervescent, effervescent
effet, effect
- **cumulatif**, cumulative action
- **de masque**, masking effect
- **indésirable**, adverse effect
- **lytique**, cidal effect
- **secondaire**, side effect

efficace, effective; efficacious; efficient
efficacité, efficiency
effleurage, effleurage
effort, effort; exercise; strain
efforts expulsifs, bearing down
effractif, invasive
effrayer, scare
effusion, effusion
égal, equal; even
égalité des chances, equal opportunities
égocentrique, egocentric
égoût, sewer
égratignure, scratch
éjaculation, ejaculation
élancement, twinge
élargi, broadened
élargissement, widening
élastine, elastin
élastique, elastic
élastose, elastosis
électif, elective
électrocardiogramme (ECG), electrocardiogram (ECG)
électrochoc, electroconvulsive therapy
électrode, electrode
électroencéphalogramme (EEG), electroencephalogram (EEG)
électrolyse, electrolysis
électrolyte, electrolyte
électromagnétique, electromagnetic
électromyographie (EMG), electromyography (EMG)
électron, electron
électrophonocardiographie, electrocardiophonography
électrophorèse, electrophoresis
électrorétinogramme, electroretinogram
électuaire, lincture
élément, cell; element
 – **figuré**, blood cell
 – **surajouté**, overlay
éléphantiasis, Barbados leg; elephantiasis
 – **familial**, Milroy's disease
élévateur, elevator
élevé, high
élever, raise
élimination, disposal; elimination
élixir, elixir
éloigné de, away from
élucider, clear up a point
élution, elution
émaciation, wasting
émail, enamel
émanations, fumes
emballage, packaging; wrapper
embole, embolus
embolectomie, embolectomy
embolie, embolism
 – **graisseuse**, fat embolism
embout auriculaire, ear mold
embout buccal, mouth piece
embrochage, pinning
embryologie, embryology
embryome, embryoma
embryon, embryo
embryopathie, embryopathy
embryotome, embryotome
embryotomie, embryotomy
émétique, emetic
émétisant, emetic
éminence, eminence; protuberance
 – **hypothénar**, hypothenar eminence
 – **thénar**, thenar eminence
émission, emission
emmétropie, emmetropia
émollient, demulcent; emollient
émotion, emotion
émoussé, blunt; obtuse
empan, span
empâtement, slurring
empathie, empathy
emphysème, emphysema
empiéter, trespass
empilement, stacking

empirisme, empiricism
emplâtre, plaster
emploi, employment ; use
 – à temps partiel, part-time job
 – protégé, sheltered employment
empreinte, print
 – digitale, fingerprint
emprise, mastery
empyème, empyema
émulsion, emulsion
en apparence, ostensibly
en conformité avec, in line with
en direct, live
en effet, indeed
en ligne, on line
en raison de, owing to
en rapport avec, related
en tout cas, at any rate
en ville, in the community
énarthrose, enarthrosis
encadré, boxed
encart, insert
 – publicitaire, advertising insert
enceinte, gravid; pregnant
encéphale, brain; encephalon
encéphaline, enkephalin
encéphalique, encephalic
encéphalite, encephalitis
encéphalocèle, encephalocele
encéphalographie, encephalography
encéphalomacie, encephalomacia
encéphalomyélite, encephalomyelitis
encéphalopathie, encephalopathy
enchondrome, enchondroma
enclouage, nailing; pegging
enclume, anvil; incus
encoprésie, encopresis
encre, ink
endartérite, endarteritis
endémique, endemic
endocardite, endocarditis
endocervicite, endocervicitis
endocrine, endocrine
endocrinologie, endocrinology
endoderme, endoderm
endogène, endogenous
endolori, aching; painful
endolymphe, endolymph
endomètre, endometrium
endométriome, endometrioma
endométriose, adenomyosis; endometriosis
endométrite, endometritis
endonèvre, endoneurium
endormi, asleep
endorphine, endorphin
endoscope, endoscope
endothéliome, endothelioma
endotoxine, endotoxin
endotrachéal, endotracheal
énergie, energy
énergique, drastic
énervant, enervating
enfance, childhood
enfant, child
 – adoptif, adopted child
enflé, turgid
engagement, commitment
engelure, chilblain
engelures, pernio
engendrer, breed
engourdi, stiff
engourdissement, numbness
engrènement, rabbeting
enjambée, stride
enjamber, hurdle
enkysté, encysted
enlèvement, removal
ennuyeux, boring; dull
énophtalmie, enophthalmos
énorme, huge
énostose, enostosis
enquête, inquest; inquiry; probe; survey
enregistrement, record; recording
enregistrer, register; tape
enregistreur, recorder
enrhumer (s'), catch a cold
enroué, hoarse

enrouler, wind
enseignants, faculty
enseignement, education; teaching
ensemble, together
ensemencement, seeding
entaille, nick
entérectomie, enterectomy
entérique, enteric
entérite, enteritis
entérocèle, enterocele
entérocolite, enterocolitis
entérocoque, enterococcus
entérokinase, enterokinase
entérolithe, enterolith
entéroptose, enteroptosis
entérosténose, enterostenosis
entérotomie, enterotomy
enterrer, bury
entier, complete; whole
entièrement, quite
entorse, sprain
entraînement, training
 – électrosystolique, pacing
entraîner (s'), train
entraîneur, pacemaker
entrants (bureau des), admitting office
entrave, impediment
entre-, inter-
entre parenthèses, in brackets
entrecoupé, interspersed
entrecroisement, crossing over
entrée, aditus; admission; admittance; entrance; inflow; input
entreprendre, undertake
entrer en compétition, compete
entretenir, maintain
entretien, maintenance
énucléation, enucleation
énumération, list
énurésie, aconuresis; bedwetting; enuresis
envahissement, swarming
enveloppement, pack
envie de l'ongle, hangnail
environnant, surrounding
environnement, environment
enzyme, enzyme
éosine, eosin
éosinophile, eosinophil
éosinophilie, eosinophilia
épaisseur, thickness
épaissi, inspissated
épanchement, effusion; extravasation
épargne, savings
épaule, shoulder
épendyme, ependyma
épendymome, ependymoma
éperon, spur
éphédrine, ephedrine
éphélide, ephelis; freckle; macula solaris
épiblépharon, epiblepharon
épicarde, epicardium
épicondyle, epicondyle
épicondylite, epicondylitis
 – du joueur de tennis, tennis elbow
picrâne, epicranium
épidémie, epidemic; outbreak
épidémiologie, epidemiology
épidémique, epidemic
épiderme, epidermis
épidermolyse, epidermolysis
épidermophytie, epidermophytosis
épidermophytose, epidermophytosis
épidermoréaction, patch test
épididymite, epididymitis
épididymo-orchite, epididymo-orchitis
épidural, epidural
épigastre, epigastrium
épiglotte, epiglottis
épilation, epilation
épilepsie, epilepsy
épileptiforme, epileptiform; seizure like
épileptique (crise), epileptic seizure

épileptogène, epileptogenic; epileptogenous; proconvulsant
épine, spina; spine
 – **calcanéenne**, calcaneal spur
épinéphrine, epinephrine
épinèvre, epineurium
épingle, pin
épiphyse, epiphysis; pineal gland
épiphysite, epiphysitis
épiplocèle, omentocele
épiploon, epiploon; omentum
epiploopexie, omentopexy
épisclérite, episcleritis
épisiotomie, episiotomy
épissure, splicing
épistaxis, epistaxis
épithélial, epithelial
épithélioma, epithelioma
épithéliome, epithelioma
épithélium, epithelium
 – **cilié**, ciliated epithelium
 – **pavimenteux**, squamous epithelium
épitrochlée, epithrochlea
éponge, sponge
épreuve, method; proof; test; trial
 – **à la post-hypophyse**, vasopressin test
 – **d'effort**, exercise test
 – **d'effort sur tapis roulant**, treadmill walking
 – **talon-genou**, heel to knee test
éprouvette, test glass; test tube
épuisant, exhausting
épuisé, exhausted
épuisement, burn up
 – **par la chaleur**, heat exhaustion
 – **professionnel (syndrome d')**, burn out syndrom
équilibrage, balancing
équilibre, balance; equilibrium
 – **acido-basique**, acid-base balance
équilibré, controlled
équipe, shift; team
 – **de nuit**, night shift
équipement(s), outfit; amenities
équiper, fit
équité, fairness
éraflure, scrape
érecteur, erector
érectile, erectile
ergographe, ergograph
ergomètre, ergometer
ergonomie, ergonomics
ergostérol, ergosterol
ergot de seigle, rye smut
ergothérapie, occupational therapy
ergotisme, ergotism
érosion, erosion
érotique, erotic
errant, wandering
erreur, error; mistake
 – **de groupage**, mistyping
erreur-type, standard error
éructation, belching; eructation
éruption, eruption
 – **cutanée**, skin rash
érysipèle, erysipelas
érysipéloïde, erysipeloid
érythème, erythema; flare
 – **fessier**, napkinrash
 – **fessier du nourrisson**, diaper rash
 – **noueux**, erythema nodosum
 – **pernio**, chilblain; pernio
 – **polymorphe**, erythema multiforme
érythroblaste, erythroblast
érythroblastose fœtale, erythroblastosis fetalis
érythrocyanose, erythrocyanosis
érythrocyte, erythrocyte; red blood cell
érythrocytopénie, erythrocytopenia
érythrocytose, erythrocytosis
érythrodermie, erythroderma
érythropoïèse, erythropoiesis
escabeau, stepladder

escalier, staircase
escarre, decubitus ulcer; eschar
  – **de décubitus**, bedsore
  – **de pression**, pressure sore
ésérine, eserine
ésotérique, esoteric
ésotropie, esotropia
espace, compartment; space
  – **mort**, dead space
  – **mort respiratoire**, dead volume
  – **pneumatique**, air space
espèce, species
espérance de vie, life expectancy
espoir, trust
esprit, intellect; mind; psyche
esquille, splinter
essai, attempt; experiment; test; trial; try
  – **clinique**, clinical trial
  – **en double aveugle**, double-blind trial
  – **en simple insu**, single blind test
essence, essentiae; gasoline
essentiel, essential
essoufflé, breathless; puffed
essuyer, wipe
estime, regard
  – **de soi**, self-esteem
estomac, stomach
estrogène, estrogen
établir un budget, set the budget
établissement, facility
  – **des objectifs**, goal setting
étage, story
étagère, rack; shelf
étalon, standard
étalonnage, calibration
étanche, impervious
étape, stage; step
  – **terminale**, end stage
état, condition; state; status
  – **antérieur**, previous state
  – **critique**, plight
  – **de mal**, status
  – **de santé**, fitness
  – **d'équilibre**, steady state
  – **nauséeux gravidique**, morning sickness
  – **physique**, physique
étayer, support
éteindre, quench; shut down
étendu, extended; extensive; outspread
étendue, range; scope
éternuement, sneeze
éthique, ethics
ethmoïde, ethmoid
ethnologie, ethnology
éthylique, alcoholic
éthylisme, alcoholism; ethylism
étincelle, spark
étiologie, etiology
étiquetage, labelling
étiquette, label; tag
étirement, stretching
étoffe, fabric
étoile, star
étouffer, choke
étourdissement, dizziness; giddiness
étrange, queer; strange
étranger, foreign
étranglement, constriction; strangulation
étrangler (s'), choke
étrier, stapes; stirrup
  – **(muscle de l')**, stapedius muscle
  – **de traction**, traction bow
étude, study
étudier, investigate
étuve, drying stove; incubator
eugénie, eugenics
eugénisme, eugenics
eunuque, eunuch
euphorie, euphoria
euploïde, euploid
euthanasie, euthanasia
évacuation, discharge; evacuation

évaluation, appraisal; assessment; rating
– de la douleur, pain rating
évanouissement, faint
évaporation, evaporation
éveil, arousal
éveinage, stripping
événement, event
éventail, fan
éventration, eventration
éversion, eversion
évident, clear; obvious
évier, sink
éviscération, evisceration
évitable, avoidable
évitement, avoidance
éviter, prevent
évolué, advanced
évolutif, progressive
évolution, course; evolution; outcome; progress; time course
– de la maladie, disease outcome
évulsion, evulsion
exacerbation, exacerbation
exaltation, elation
examen, examination; exploration
– de routine, check up
exanthème, exanthema; rash
excédent, overage
excès, excess
excipient, excipient
excision, excision
excitabilité, excitability
excluant, ruling out
excoriation, excoriation
excrément, excrement
excréments, dejecta
excreta, excreta
excroissance, outgrowth
exemplaire, copy
exemple, instance; sample
exentération, exenteration
exercice, exercise; practice
– actif assisté, active assist exercise
exfoliation, exfoliation
exhibitionnisme, exhibitionism
exhumation, exhumation
exigence, requirement
exiger, demand
exogène, ectogenous; exogenous
exomphale, exomphalos
exomphalos, exomphalos
exonération, defecation
– du ticket modérateur, exemption from payment
exostose, exostosis
exotoxine, exotoxin
expansion, expansion
expectorant, expectorant
expectoration, expectoration; sputum
expédition, shipment
expérience, experiment
expérimental, experimental
expérimentation, experiment
expert, adept
expiratoire, expiratory
exploration, exploration
explosion, blast
exposition, display; exhibition; exposure
expressif, meaningful
expression, expression
expulsion, expulsion
exsanguinotransfusion, exchange transfusion
exsudat, exudate
exsudation, exudation
extenseur, extensor
extensible, expandable
extension, extension
– brusque de la jambe, kick-back of the patella
externe, external; lateral
extirper, extirpate
extracapsulaire, extracapsular
extracellulaire, extracellular
extrait, extract
extrasystole, extrasystole
extravasation, extravasation

extrémité, extremity
extrinsèque, extrinsic
extroverti, extrovert

F

fabricant, manufacturer
face, face
facette, facet
facial, facial
 – (nerf), facial nerve
faciès, facies
facile, easy
facteur, factor
 – antihémophilique, antihemophilic factor
 – antinucléaire, antinuclear factor
 – antirachitique, antirachitic factor
 – de croissance, growth factor
 – de qualité, quality factor
 – natriurétique auriculaire, atrial natriuretic factor
factice, sham
facturation, billing
facture, bill; invoice
facultatif, elective; facultative
faculté, ability; faculty
faible, feeble; weak
faiblesse, weakness
faim, hunger
 – douloureuse, hunger pain
faire défaut, fail
faire face, cope
faisceau, beam; bundle; fascicle; fiber; tract
 – atrio-ventriculaire, atrioventricular bundle
 – de His, atrioventricular bundle; His bundle
fait, event
falciforme, falciform
falsification, adulteration
familial, familial
familier, colloquial
famille, family; kin
famine, starvation
fanatisme, fanaticism
fango, sludge
fantasme, fantasy
faradisation, faradism
fascia, fascia
fasciculation, fasciculation; twitching
fascicule, fascicle
fatal, fatal
fatigue, fatigue; tiredness
fatigué, tired
fausse-couche, miscarriage
fausse route, false passage
faute d'inattention, careless mistake
faute d'orthographe, misspelling
fauteuil, arm chair
 – roulant, wheel chair
 – roulant à main courante, handrim wheelchair
faux, false; wrong
 – du cerveau, falx cerebri
favisme, favism
favus, favus
fébrile, febrile
fécalome, fecal impaction; stercolith
fèces, feces; stools
fécondation, fecundation
fécondité, fecundity
fêlure, crack
femelle, female
femme, female; woman
fémoral, femoral
 – (nerf), femoral nerve
fémur, femur; thigh bone
fenêtre, fenestra; window
fente, cleft; fissure
 – palatine, cleft palate
 – vulvaire, vulval cleft
fer, iron

ferme, steady
fermé, closed
fermentation, fermentation
fermer, shut
féroce, fierce
ferroporphyrine, hematin
fertilisation, fertilization
fertilité, fertility
fesse, buttock; nates
fessier, gluteal
  – (muscle), gluteus muscle
fétichisme, fetichism
feu, fire
feuille, sheet
  – de calcul, spreadsheet
feuillet, layer; leaflet
fiabilité, reliability
fiable, dependable; reliable
fibre, fiber; string
  – à chaîne nucléaire, nuclear chain fiber
  – à sac nucléaire, nuclear bag fiber
  – afférente, input fiber
  – grimpante, climbing fiber
  – moussue, mossy fiber
  – musculaire lisse, smooth muscle fiber
  – musculaire rapide, fast muscle fiber
  – musculaire striée, striated muscle fiber
  – nerveuse centrifuge, centrifugal nerve fiber
  – nerveuse myélinisée, medullated nerve fibre
fibreux, fibroid; fibrous
fibrillation, fibrillation
fibrine, fibrin
fibroadénome, fibroadenoma
fibroblaste, fibroblast
fibrocartilage, fibrocartilage
fibrochondrite, fibrochondritis
fibro-élastose, fibroelastosis
fibrome, fibroma
  – utérin, fibroid
fibromyome, fibromyoma
fibrosarcome, fibrosarcoma
fibrose, fibrosis
fibrosite, fibrositis
fibula, fibula
ficelle, string
fiche, jack
fichier, file
  – de données, data file
fièvre, fever; pyrexia
  – à phlébotome, sandfly fever
  – à tiques, tick-borne fever
  – aphteuse, foot and mouth disease
  – bileuse hémoglobinurique, blackwater fever
  – éruptive, spotted fever
  – fluviale du Japon, island disease
  – intermittente, ague
  – jaune, yellow fever
  – pourprée des Montagnes Rocheuses, American spotted fever
  – Q, Q fever
  – quarte, quartan fever
  – récurrente, relapsing fever
  – récurrente africaine, African tick fever
  – rémittente, remittent fever
  – tierce, tertian fever
  – typhoïde, enteric fever
fiévreux, feverish
figure, face
fil (sans), cordless
fil métallique, wire
filaire, filaria
  – de Médine, guineaworm
filament, filament; filum; thread
  – épais, thick filament
  – glissant, sliding filament
filiale, subsidiary
filiforme, filiform
fille, daughter
filtration, filtration
filtre, filter

filum, filum
 – **terminale**, filum terminale
fimbria, fimbria
fin, fine
finalement, eventually
financement, funding
financer, sponsor
fiole, flask
fissure, cleft; fissure
fistule, fistula
fixation, binding; fixation; uptake
flacon, vial
flagellation, flagellation
flagelle, flagellum
flambée, outbreak
flasque, flabby; flaccid; floppy
flatulence, flatulence
flatuosité, flatus
fléchisseur, flexor
flexion, flexion; flexure
flottant, floating
flou, hazy
fluctuation, fluctuation
fluidifiant, mucolytic
fluor, fluorine
fluoration, fluoridation
fluorescéine, fluoresceine
fluoroscopie, fluoroscopy
flutter, flutter
flux, flow; flux
fluxion, fluxion
focus, focus
fœtal, fetal
fœtus, fetus
foie, hepar; liver
 – **clouté**, hobnail liver
fois, fold (suffixe)
folie, insanity; madness
folique (acide), folic acid
folliculaire, follicular
follicule, follicle
 – **pileux**, hair follicle
folliculostimulante (hormone) (FSH), follicle stimulating hormone (FSH)
fonction, function
fonctionnaire, civil servant
fond, background; bottom; fundus
 – **d'œil**, eyeground
fondamental, basic; fundamental
fondation, charity
fondement, basis
fondre, fuse; melt
fongicide, fungicide
fontanelle, fontanelle
foramen, foramen
force, force; strength
 – **de préhension**, grip strength
 – **électromotrice**, electromotive force
forceps, forceps
foret, drill
forfait, package deal
format paysage, landscape format
formation, training
 – **de ponts**, cross-link
forme, form; shape
 – **galénique**, formulation
formel, formal
formulaire, form; formulary; worksheet
formule, formula
 – **leucocytaire**, differential leucocyte count
fornix, fornix
fort, strong
fortuit, casual
fosse, fossa
fossette, dimple; pit; recessive
fou, insane; mad
foudroyant, fulminating
foulure, sprain; wrench
fourbu, worn out
fourchette, fork
 – **thérapeutique**, therapeutic range
fourmi, ant
fourmillement, formication; tingling
fournir, provide
fournisseur d'accès internet, internet service provider

fourniture, supply
fourreau, socket
fovea, fovea
foyer, focus
– **d'accueil**, foster home
fraction, fraction
fracture, break; fracture
– **de fatigue**, stress fracture
– **d'une ankylose**, arthroclasia
– **en bois vert**, greenstick fracture
– **ouverte**, compound fracture
fragilité, fragility
– **osseuse**, fragilitas ossium
fragment, fab
frais, cool; fresh
frais médicaux (prendre en charge les), bear medical costs
fraise, burr; drill
frange, fimbria
frapper, hit
fratrie, siblings; sibship
frein, brake; frenulum; frenum
frêle, slight
frémissement, fremitus; thrill
fréquence, frequency; incidence; rate
– **cardiaque**, heart rate
– **respiratoire**, breathing rate
freudien, freudian
friction, friction
frictionner, rub down
frigidité, frigidity
frisé, kinky
frisson, chill; shiver
froid, cold
fronde, sling
front, brow; forehead; front
frontal, frontal
frottement, friction sound; rub
frottis, smear
– **cervical**, pap smear
fructose, fructose; levulose
fructosurie, fructosuria
fuite, flight; leakage
fumigation, fumigation
fundus, fundus
funiculite, funiculitis
fureur, rage; tantrum
furoncle, boil; carbuncle; furuncle
furonculose, furunculosis
fuseau, spindle
– **achromatique**, achromatic spindle
fusible, fuse
fusiforme, fusiform
fusion, melting; merger

G

gâchette, trigger
gagner de l'argent, earn
gaïac, guiac
gaine, sheath
galactocèle, galactocele
galactorrhée, galactorrhea
galactose, galactose
galactosémie, galactosemia
gale, scabies
 – des blanchisseurs, dhobie itch
gallon (3,78 L aux États-Unis et 4,54 L en GB), gallon
galop (bruit ou rythme de), gallop rhythm
galvanisme, galvanism
galvanomètre, galvanometer
gamète, gamete
gammaglobuline, gammaglobulin
gamme, range
gangliectomie, ganglionectomy
ganglion, node
 – géniculé, geniculate ganglion
 – lymphatique, lymph node; lymphatic node
 – nerveux, ganglion
 – spinal, spinal ganglion
gangrène, gangrene
 – gazeuse, gas gangrene
gant, glove
garde (de), on duty
garde de nuit, night watch
garder, keep
garderie, daycare center
gare, station
gargarisme, gargle
gargouillement, gurgling
gargoylisme, gargoylism
garrot, garrot; tourniquet
gastrectomie, gastrectomy
gastrine, gastrin
gastrique, gastric
gastrite, gastritis
gastrocèle, gastrocele
gastrocnemius (muscle), gastrocnemius
gastro-entérite, gastroenteritis
gastro-entérostomie, gastroenterostomy
gastrojéjunostomie, gastrojejunostomy
gastrolyse, gastrolysis
gastropexie, gastropexy
gastroptose, gastroptosis
gastroscope, gastroscope
gastrostomie, gastrostomy
gastrulation, gastrulation
gâté, spoiled
gauche, left
gaucher, left handed
gavage, gavage
gaz, gas
 – à effet de serre, greenhouse gas
 – carbonique (CO2), carbon dioxide gas (CO2)
 – d'échappement, exhaust fumes
 – propulseur, propellent gas
gaze, gauze
gazeux, gaseous
gazométrie artérielle, blood gas assay
géant, giant
geindre, whine
gel, gel
gélatine, gelatin; jello
gelé, frozen
gelée, jelly
gélose, agar
gélule, capsule
gelures, frostbite
gémir, groan

gênant, inconvenient; troublesome
gencive, gum
gène, gene
gêne, discomfort
général, general; systemic
génération, generation
générique, credits
génétique, genetic; genetics
géniculé, geniculate
génie, engineering
génitaux (organes), genitalia
génito-urinaire, urogenital
génome, genome
génotype, genotype
genou, genu; knee; lap
– **instable**, trick knee
genouillère, kneepad
genoux cagneux, knock knees
genre, type
genu, genu
– **valgum**, knee (in)
– **varum**, bowleg; knee (out)
gercé, chapped
gériatrie, geriatrics
germe, germ
– **(sans)**, germ-free
germicide, germicide
gérontologie, gerontology
gestation, gestation
gestion, management
giardiase, giardiasis
gibbosité, hunchback
gicler, squirt
gigantisme, gigantism
gilet, vest
gingival, gingival
gingivite, gingivitis
ginglyme, ginglymus
givre, frost
glabelle, glabella
glace, ice
glaireux, glairy
gland, glans
glande, gland
– **apocrine**, apocrine gland
– **endocrine**, ductless gland
– **mammaire**, mammary gland
– **pinéale**, epiphysis cerebri
– **salivaire**, salivary gland
– **sébacée**, sebaceous gland
glaucome, glaucoma
glénoïde, glenoid
gliome, glioma; neuroglioma
gliomyome, gliomyoma
glissement, slipping
global, overall
globe oculaire, eyeball
globule polaire, polar body
globule rouge, erythrocyte
globule sanguin, blood cell
globuline, globulin
– **antilymphocytaire**, antilymphocyte globulin
glomangiome, glomus tumor
glomérule, glomerulus
glomérulonéphrite, glomerulonephritis
glomique (tumeur), glomus tumor
glomus carotidien, carotid body
glossectomie, glossectomy
glossite, glossitis
glossodynie, glossodynia
glossopharyngien, glossopharyngeal
glossoplégie, glossoplegia
glotte, glottis
glucagon, glucagon
glucide, carbohydrate
glucocorticoïdes, glucocorticoids
glucose, glucose
glutéal, gluteal
gluten, gluten
gluteus (muscle), gluteus muscle
glycémie, blood glucose level; glycemia
glycérine, glycerin
glycine, glycine
glycogène, glycogen
glycogenèse, glycogenesis
glycogénolyse, glycogenolysis
glycolyse, glycolysis

glycoprotéine, glycoprotein
glycosurie, glycosuria
gnathique, gnathic
godet, scutulum
goitre, goiter
gomme, gumma
gonade, gonad
gonadotrophine, gonadotrophin
gonadotrophique, gonadotrophic
gonflé, bloated; swollen
gonocoque, gonococcus
gonorrhée, gonorrhea
gorge, throat
gorgée, swallow
gouge, gouge
goût, flavor; taste
goutte, bead; drop; gout
goutte-à-goutte, drip (intravenous); drop by drop
gouttière, groove; splint
grabataire, bedridden
gradient, gradient
graisse, fat
graisseux, fatty
gramme, gram
grand, large; tall
 – **droit de l'abdomen(muscle)**, rectus abdominis muscle
 – **écran**, wide screen
grandeur, size
granulaire, granular
granule, granule
granulocyte, granulocyte
granulomatose, granulomatosis
granulome, granuloma
graphe, graph
graphique, chart; diagram
gras, fatty
gras (en), bold (in)
gratuit, complimentary
gratuité des soins, free healthcare
gratuitement, free of charge
grave, severe
gravelle, gravel
gravide, gravid
gravier, gravel
gravité, gravity
greffe, graft
 – **osseuse**, bone graft
greffon, graft
grenouille, frog
grenouillette, ranula
griffes du chat (maladie des), cat scratch fever
grignoter, nibble
grille, grid
grippe, flu; grippe; influenza
 – **aviaire**, bird flu
grognement, grunting
gros, large
 – **caractère**, large print
 – **titre**, lead
grossesse, gestation; pregnancy
 – **extra-utérine**, ectopic pregnancy; extrauterine pregnancy
 – **multiple**, multiple pregnancy
 – **prolongée**, postmaturity; postterm pregnancy
grosseur, lump
grossier, crude; rude
grossissement, magnification
grossiste, wholesaler
groupage, typing
 – **sanguin**, blood grouping
groupe, group
 – **sanguin**, blood type
guêpe, wasp
guérison, cure; healing; recovery
guide, director
guillemet, quotation mark
gustatif, gustatory
gynécologie, gynecology
gynécomastie, gynecomastia
gyrus, gyrus

H

habileté, skill
habitant, inmate
habitude, habit
– **de vie**, life habit
habitué, used
habituel, usual
haleine, breath
– **mauvaise**, offensive breath
halitose, halitosis
hallucination, delusion; hallucination
hallucinogène, hallucinogen
hallux, hallux
halogène, halogen
hamartome, hamartoma
hamatum (os), uncinate bone
hanche, coxa; hip
– **à ressaut**, snapping hip
handicapé, handicapped
haploïde, haploid
haptène, hapten
harcèlement, harassment
haricot, kidney dish
hasard, chance
– **(au)**, at random; random
haschisch, cannabis
haut, high
– **de gamme**, top of the line
– **parleur**, loud speaker
haut-le-cœur, retching
hauteur, height
– **d'un son**, pitch
hebdomadaire, weekly
hébéphrénie, hebephrenia
hébergement, hosting; housing
hectique, hectic
hédonisme, hedonism
hélice, helix
héliothérapie, heliotherapy
hélium, helium
hélix, helix
helminthe, helminth
helminthiase, helminthiasis
helminthologie, helminthology
hémagglutinine, hemagglutinin
hémangiome, hemangioma
hémarthrose, hemarthrosis
hématémèse, hematemesis
hématie, erythrocyte; red blood cell
– **granuleuse**, reticulocyte
hématine, hematin
hématinique, hematinic
hématocèle, hematocele
hématocolpos, hematocolpos
hématocrite, hematocrit
hématologie, hematology
hématome, hematoma
– **extradural**, epidural hematoma
– **rétroplacentaire**, abruptio placentae
hématomètre, hematometra
hématomètrie, hematometra
hématomyélie, hematomyelia
hématoporphyrine, hematoporphyrin
hématosalpinx, hematosalpinx
hématoxyline, hematoxylin
hématozoaire, hematozoa
hématurèse, hematuria
hématurie, hematuria
hème, heme
héméralopie, hemeralopia; night blindness; nyctalopia
hémianopsie, hemianopsia
– **bitemporale**, bitemporal hemianopsia
hémiatrophie, hemiatrophy
hémiballisme, hemiballismus
hémicolectomie, hemicolectomy
hémicrânie, hemicrania
hémiparésie, hemiparesia
hémiplégie, hemiplegia

hémisphère, hemisphere
hémizygote, hemizygous
hémochromatose, hemochromatosis
hémoconcentration, hemoconcentration
hémocytomètre, hemocytometre
hémodialyse, hemodialysis
hémoglobine, hemoglobin
hémoglobinomètre, hemoglobinometer
hémoglobinurie, hemoglobinuria
hémolyse, hemolysis
hémolysine, hemolysin
hémolytique, hemolytic
hémopathie, blood disease
hémopéricarde, hemopericardium
hémopéritoine, hemoperitoneum
hémophile, bleeder; hemophiliac
hémophilie, hemophilia
hémophtalmie, hemophthalmia
hémopoïèse, hemopoiesis
hémopoïétine, hemopoietin
hémoptysie, hemoptysis
hémorragie, bleeding; hemorrhage
 – occulte, occult blood
 – sous-durale, subdural hemorrhage
 – utérine, flooding
hémorroïdectomie, hemorrhoidectomy
hémorroïdes, hemorrhoids; piles
hémostase, hemostasis
hémostatique, hemostatic
hémothorax, hemothorax
héparine, heparin
hépatectomie, hepatectomy
hépatique, hepatic
hépatisation, hepatization
hépatite, hepatitis
hépatocèle, hepatocele
hépatocyte, hepatic cell
hépatolenticulaire, hepatolenticular
hépatome, hepatoma
hépatomégalie, hepatomegaly
hépatosplénomégalie, hepatosplenomegaly
héréditaire, hereditary; innate
hérédité, heredity; inheritance
hermaphrodite, hermaphrodite
hermétique, hermetic
hernie, hernia; rupture
 – diaphragmatique, diaphragmatic hernia
 – discale, herniated disk; prolapsed disc; slipped disk
 – hiatale, hiatus hernia
hernioplastie, hernioplasty
herniorraphie, herniorrhaphy
herniotomie, herniotomy
héroïne, heroin; junk
herpangine, herpangina
herpès, herpes
herpétiforme, herpetiform
herpétique, herpetic
hétérogène, heterogenous
hétérogreffe, alloplasty; heterograft
hétérologue, heterologous
hétérophorie, heterophoria
hétérotropie, heterotropia
hétérozygote, heterozygous
heure du coucher, bed time
heures creuses, off peak hours
hiatus, hiatus
hidradénite, hidradenitis
hidrosadénite, hidradenitis
hidrose, hidrosis
hilaire, hilar
hile, hilum
hippocampe, hippocampus
hippocratique, hippocratic
hippocratisme digital, clubbing
hirsutisme, hirsutism; pilosis
histamine, histamine
histidine, histidine
histiocyte, histiocyte
histochimie, histochemistry
histogenèse, histogenesis
histoire, story
histologie, histology
histoplasmose, histoplasmosis

holoprotéine, simple protein
Holter ECG, ambulatory electrocardiographic monitoring
homéopathie, homeopathy
homéostasie, homeostasis
homéotherme, homeothermal
homicide, homicide
homme, man
homogène, homogeneous
homogreffe, homograft
homolatéral, homolateral; ipsilateral
homologue, homologous
homosexualité, homosexuality
homozygote, homozygous
honoraire, fee
honteux, pudendal
hôpital, hospital
hoquet, hiccough; hiccup
horaire, schedule; timetable
horloge, clock
hormone, hormone
 – **de libération**, releasing hormone
hospitalisation à domicile, home care
hôte, host
huile, oil
 – **frelatée**, adulterated oil
humain, human
humanité, mankind
humecter, moisten
humérus, humerus
humeur, humor; mood; temper
 – **aqueuse**, aqueous humor
humide, damp; moist; wet
humidité, humidity
hurler, scream; yell
hyalin, hyaline
hyaloïde, hyaloid
hybride, hybrid
hydarthrose, hydarthrosis
hydatiforme, hydatiform
hydratation, hydration
hydrate de carbone, carbohydrate
hydrocarbure, hydrocarbon
hydrocèle, hydrocele
 – **vaginale**, scrotal hydrocele
hydrocéphalie, hydrocephalus
hydrocortisone, hydrocortisone
hydrogène, hydrogen
hydrolyse, hydrolysis
hydromètre, hydrometer
hydrométrie, hydrometra
hydronéphrose, hydronephrosis; nephrohydrosis
hydropathique, hydropathic
hydropéricarde, hydropericardium
hydropéritoine, hydroperitoneum
hydrophobie, hydrophobia
hydropisie, dropsy; hydrops
hydropneumothorax, hydropneumothorax
hydrosalpinx, hydrosalpinx
hydrothérapie, hydrotherapy
hydrothorax, hydrothorax
hygiène, hygiene
 – **de la grossesse**, prenatal care
 – **publique**, sanitation
hygroma, hygroma
hygromètre, hygrometer
hygroscopique, hygroscopic
hymen, hymen
hyménotomie, hymenotomy
hyperacidité, hyperacidity
hyperactivité, hyperactivity
hyperaldostéronisme, aldosteronism
hyperalgésie, hyperalgesia
hyperbare, hyperbaric
hyperbilirubinémie, hyperbilirubinemia
hypercalcémie, hypercalcemia
hypercapnie, hypercapnia
hyperchlorhydrie, hyperchlorhydria
hypercholestérolémie, hypercholesterolemia
hyperchromie, hyperchromia
hyperémie, hyperemia
hyperéphidrose, hyperhidrosis

hyperesthésie, hyperesthesia
hyperexcitabilité, hyperexcitability
hyperextension, hyperextension; overextension
hyperflexion, hyperflexion
hyperglycémie, hyperglycemia
 – provoquée (test d'), glucose tolerance test
hypergonadisme, hypergonadism
hyperhémie, hyperemia
hyperhidrose, hyperhidrosis
hyperkaliémie, hyperkalemia
hyperkératose, hyperkeratosis
hyperkinésie, hyperkinesis
hyperlipémie, hyperlipemia
hyperlipoprotéinémie, hyperlipoproteinemia
hypermétrope, longsighted
hypermétropie, hypermetropia
hypermnésie, hypermnesia
hypermobilité, hypermobility
hypermyotonie, hypermyotonia
hypernatrémie, hypernatremia
hypernéphrome, hypernephroma
hyperonychose, hyperonychia
hyperostose, hyperostosis
hyperparathyroïdie, hyperparathyroidism
hyperphagie, hyperphagia
hyperphorie, hyperphoria
hyperpituitarisme, hyperpituitarism
hyperplasie, hyperplasia
hyperpnée, hyperpnea
hyperpolarisation, undershoot
hyperpyrexie, hyperpyrexia
hypersécrétion, hypersecretion
hypersensibilité, hypersensitivity
hypersensible, hypersensitive
hypersplénisme, hypersplenism
hyperstimulation, hyperstimulation
hypertension, hyperpiesis; hypertension
 – maligne, malignant hypertension
hyperthermie, hyperthermia
hyperthymie, hyperthymia
hyperthyroïdie, hyperthyroidism
hypertonie, hypertonia
hypertonique, hypertonic
hypertrichose, hypertrichosis
hypertrophie, hypertrophy; overgrowth
 – compensatrice, compensatory hypertrophy
hyperventilation, hyperventilation
hypervolémie, hypervolemia
hypnose, hypnosis; trance
hypnotique, hypnotic
hypnotisme, mesmerism
hypnurie, nocturia
hypo-, hypo-
hypocalcémie, hypocalcemia
hypochlorhydrie, hypochlorhydria
hypochrome, hypochromic
hypocondre, hypochondrium
hypocondriaque, hypochondriac
hypocondrie, hypochondriasis
hypodermique, hypodermic
hypodermite, panniculitis
hypoesthésie, hypoesthesia
hypofibrinogénémie, hypofibrinogenemia
hypogastre, hypogastrium
hypogastrique, hypogastric
hypoglycémiant, glucose lowering
hypoglycémie, hypoglycemia
hypogonadisme, hypogonadism
hypokaliémie, hypokalemia
hypolipémiant, lipid-lowering agents
hypomanie, hypomania
hypomobilité, hypomobility
hyponatrémie, hyponatremia
hypoparathyroïdie, hypoparathyroidism
hypoparathyroïdisme, hypoparathyroidism
hypophorie, hypophoria
hypophosphatasie, hypophosphatasia

hypophosphatémie, hypophosphatemia
hypophyse, hypophysis; pituitary gland
hypophysectomie, hypophysectomy
hypopion, hypopyon
hypopituitarisme, hypopituitarism
hypoplasie, hypoplasia
hypoprotéinémie, hypoproteinemia
hypoprothrombinémie, hypoprothrombinemia
hypoprotidémie, hypoproteinemia
hyposécrétion, hyposecretion
hypospadias, hypospadias
hypostase, hypostasis
hypotension, hypopiesis; hypotension
hypothalamus, hypothalamus
hypothermie, hypothermia
hypothèse, assumption; hypothesis
hypothrombinémie, hypothrombinemia
hypothyroïdie, hypothyroidism
hypotonie, hypotonia
hypotonique, hypotonic
hypotrophie, underweight
hypovitaminose, hypovitaminosis
hypoxie, hypoxia
hystérectomie, hysterectomy
hystérie, hysteria
hystérographie, hysterography
hystéromyomectomie, hysteromyomectomy
hystéropexie, hysteropexy
hystérosalpingographie, hysterosalpingography
hystérotomie, hysterotomy

I

iatrogène, iatrogenic
iatrogénique, iatrogenic
ichtyose, ichthyosis
ictère, icterus; jaundice
  – nucléaire, kernicterus
ictus, seizure; stroke
  – amnésique, amnesiac stroke
idée, idea
  – fixe, monomania
identification, identification
idiopathique, idiopathic
idiosyncrasie, idiosyncrasy
idiotie, amentia; idiocy
  – amaurotique familiale, amaurotic familial idiocy
ignifuge, fireproof
iléite, ileitis
iléocolite, ileocolitis
iléocolostomie, ileocolostomy
iléon, ileum
iléorectal, ileorectal
iléorectostomie, ileoproctostomy
iléostomie, ileostomy
iléus, ileus; intestinal obstruction
iliaque (os), hip bone
ilio-coccygien, iliococcygeal
ilion, ilium
ilium, ilium
illégitime, illegitimate
illusion, illusion
îlot, island; islet
image, figure; image; picture
  – d'archive, library picture
  – persistante, after-image
imagerie, imaging
  – par résonance magnétique (IRM), magnetic resonance imaging (MRI)
immature, immature
immédiatement, straight away
imminent, impending
immobilité, immobility
immun, immune
immunisation, immunization
immunitaire, immune
immunité, immunity
  – croisée, cross-immunity
immunochimie, immunochemistry
immunodéficience, immunodeficiency
immunoélectrophorèse, immunoelectrophoresis
immunofluorescence, immunofluorescence
immunogénétique, immunogenetics
immunoglobuline, immunoglobulin
immunologie, immunology
immunosuppression, immunosuppression
impair, uneven
impalpable, impalpable
impatiences, restless legs
impédance, impedance
imperforé, imperforate
impétigo sycosiforme, sycosis
implant, implant
implantation, implantation
implication, involvement
impliqué, involved
important, harsh; hefty; marked; significant
impossibilité, inability
  – d'avaler, aglutition
impression, impression; printing
imprimante, printer
  – à jet d'encre, ink-jet printer
  – laser, laser print
imprimer, print

impuissance, impotence
impulsion, impulse
imputabilité, attributability
imputer, ascribe
inactiver, inactivate
inadaptation, maladjustment
inanition, inanition
inapte, unfit
inarticulé, inarticulate
inattendu, unexpected
incapacité, disability; inability; unfitness
incarcéré, incarcerated
incertain, doubtful; tentative
inceste, incest
incidence, incidence; view
incipiens, incipient
incision, incision
incisive, incisor
incisure, incisure; notch
inciter, urge
inclure, include
inclusion, enrollment
  – cellulaire, inclusion body
incohérent, incoherent
incompatibilité, incompatibility; mismatch
incompatible, incompatible
incompétence, incompetence
incomplet, incomplete
inconnu, unknown
inconscience, unconsciousness
inconstant, variable
incontinence, incontinence
  – nocturne, bedwetting
inconvenant, improper
inconvénient, drawback
incoordination, incoordination
incrustation, incrustation; inlay
incubateur, incubator
incubation, incubation
incurable, beyond cure
incurie, malpractice
incus, incus
indépendamment de, irrespective of
index, forefinger; index
indicateur, indicator
indication, indication
indice, clue; index; indication; ratio
  – du coût de la vie, cost of living index
indifférent, neutral
indigestion, indigestion
indisponible, unvailable
individu, individual
indolent, indolent
indolore, indolent
induction, induction
induit, induced
induration, induration
inédit, unpublished
inefficace, ineffective; inefficacious
inégal, uneven
inertie, inertia
inévitable, unavoidable
infantile, infantile
infantilisme, infantilism
infarci, infarcted
infarcissement, infarction
infarctus, infarct; infarction
  – myocardique, myocardial infarction
infatigable, tireless
infectieux, infectious
infection, infection
  – bactérienne, sepsis
  – nosocomiale, nosocomial infection
  – par aérosol, droplet infection
  – surajoutée, cross-infection
inférieur, inferior; lower
  – à la moyenne, below the mean
infestation, infestation
infiltration, infiltration
infirme, cripple; disabled
  – moteur cérébral, motor brain cripple
infirmier(ère), nurse

infirmité, infirmity
- **motrice cérébrale**, cerebral palsy

inflammation, inflammation
inflation, inflation
influence, effect; influence
influx nerveux, impulse
information, input; news
informatisé, computerized
informé, aware
informel, casual
infra-, infra-
infra-épineux, infraspinous
infrarouge, infrared
infrastructure, facilities
infundibulum, infundibulum
infusion, infusion
ingénieur, engineer
ingestion, ingestion
inguinal, inguinal
inhalation, inhalation
inhibiteur calcique, calcium channel blocker
inhibiteur de la monoamine oxydase (IMAO), monoamine oxidase inhibitor (MAOI)
inhibiteurs de l'enzyme de conversion (IEC), angiotensin-converting enzyme inhibitors (ACE)
inhibition, inhibition
- **réciproque**, reciprocal inhibition

initial, initial
injecté, injected
injection, injection; shot
- **de rappel**, booster injection

inné, congenital; inborn; innate
innervation, innervation
innocuité, harmlessness
innominé, innominate
inoculation, inoculation
inoffensif, harmless; innocuous; innoxious; safe
inondation, flood
inorganique, inorganic
inoxydable, stainless
insaisissable, elusive
inscription, enrollment
insensible, insensible
insertion, insertion
insidieux, insidious
insignifiant, trivial
insister, stress
insomnie, insomnia; sleeplessness
inspiration, inspiration
instabilité psychomotrice, restlessness
instable, unsteady
installation, set up
- **industrielle**, plant

instance, agency
instauration, setting up
instillation, instillation
instinct, instinct
institut caritatif, charity
institution gériatrique, nursing home
instrument, instrument
insuffisance, deficiency; failure; incompetence; insufficiency
- **aortique**, aortic insufficiency; aortic incompetence
- **cardiaque**, cardiac failure; heart failure
- **cardiaque congestive**, congestive heart failure
- **mitrale**, mitral regurgitation
- **rénale**, kidney failure; renal failure; renal impairment
- **vertébrobasilaire**, vertebrobasilar insufficiency

insuffisant, scanty
insuline, insulin
- **retard**, delayed insulin

insuline-zinc, semilente insulin
insulinome, insulinoma
insupportable, unbearable
intelligence, intellect; intelligence
- **normale**, sanity

intelligent, clever
intensif, intensive

inter-, inter-
interarticulaire, interarticular
intercellulaire, intercellular
intercurrent, intercurrent
interdiction, ban
intérêt, value
intérieur (à l'), inside; within
interlignage, interline spacing; line spacing
interligne double, double-spaced
intermédiaire, intermediate; surrogate
intermittent, intermittent; on-off
internaute, internet user
interne, inner; internal; medial; resident
internement, confinement
interosseux, interosseous
interphase, interphase
interrogatoire, history taking
interrupteur, switch
interstitiel, interstitial
intertrigo, intertrigo
intertrochantérien, intertrochanteric
intervalle, interval; range
– **de confiance**, confidence interval
– **entre les prises**, dosing interval
interventriculaire, interventricular
intervertébral, intervertebral
intestin, bowel; gut; intestine
intestinal, enteric; intestinal
intolérance, intolerance
intoxication, intoxication
– **alimentaire**, food poisoning
– **par le monoxyde de carbone**, carbon monoxide poisoning
– **tabagique**, nicotine addiction
intoxiqué, addict
intra-, intra-
intra-abdominal, intraabdominal
intra-articulaire, intraarticular
intracellulaire, intracellular
intracérébral, intracranial
intracrânien, intracranial
intradermique, intradermal
intradural, intradural
intragastrique, intragastric
intrahépatique, intrahepatic
intralobulaire, intralobular
intramédullaire, intramedullary
intramusculaire, intramuscular
intra-osseux, intraosseous
intrapéritonéal, intraperitoneal
intrathécal, intrathecal
intratrachéal, intratracheal
intra-utérin, intrauterine
intraveineux, intravenous
intrinsèque, inherent; intrinsic
introspection, introspection
introverti, introvert
intubation, intubation
intumescence, intumescence
inuline, inulin
invagination, intussusception; invagination
invalide, cripple; invalid
invalidité, disability
invasif, invasive
invasion, invasion
inverse, inverse; reverse
inversion, inversion
– **de potentiel**, overshoot
involucre, involucrum
involutif, involutional
involution, involution
invraisemblable, unlikely
iode, iodine
iodisme, iodism
iodure, iodide
ion, ion
ionisation, ionization
ipsilatéral, ipsilateral
iridectomie, iridectomy
iridocyclite, iridocyclitis
iridoplégie, iridoplegia
iridotomie, iridotomy
iris, iris
irradiation, irradiation
irréductible, irreducible

irrégulier, fitful
irrigation, irrigation
irritabilité, irritability
irritant, irritant
ischémie, ischemia
ischio-jambiers, harmstrings
ischion, ischium
ischium, ischium
isoanticorps, isoantibody
isolation, insulation; isolation
isolement, isolation; segregation
isomère, isomer
isométrique, isometric
isotope, isotope
  – **radioactif**, radioactive isotope
isotopique, radionuclide
issue, outcome
  – **de secours**, emergency exit
isthme, isthmus
item, item
ivresse, ebriety; inebriation

J

jalon, milestone
jambe, crus; leg
  – arquée, bowleg
jambes sans repos, restless legs
jauge, gauge
jaune, yellow
jaunisse, jaundice
jéjunectomie, jejunectomy
jéjunostomie, jejunostomy
jetable, disposable
jeu, set
jeun (à), fasting
jeune, young
jeûne, fast; fasting
jeunesse, youth
joint, gasket; seal
jointure, joint
  – phalangienne, knuckle
jonction, junction
  – communicante, gap junction
  – neuromusculaire, neuromuscular junction
joue, cheek
jour, day
  – frisant (à), oblique light
journal, diary; newspaper
jugulaire, jugular
jumeaux, twins
  – de la jambe (muscles), gastrocnemius
  – hétérozygotes, dizygotic twins
  – homozygotes, identical twins
juridique, forensic
jurisprudence, jurisprudence
jus, juice
jusqu'à, up to
juste, fair; true
justesse, accuracy
justifié, flush
justifier, warrant
juvénile, juvenile
juxta-articulaire, juxta-articular

K

kala-azar, kala-azar
kaliémie, blood potassium concentration
Keith et Flack (nœud de), sinoatrial node
kératectasie, keratectasia
kératectomie, keratectomy
kératine, keratin
kératite, keratitis
kératolytique, keratolytic
kératomalacie, keratomalacia
kératome, keratoma; keratome
kératomètre, keratometer
kératoplastie, keratoplasty
kératose, keratosis
kinase, kinase
kinésithérapie, physical therapy; physiotherapy
kinesthésie, kinesthesis
Köhler (maladie de), Köhler's disease
koïlonychie, koilonychia
Koplik (taches de), Koplik's spots
Krebs (cycle de), Krebs cycle
kwashiorkor, kwashiorkor
kyste, cyst
  – **dermoïde**, dermoid cyst
  – **hydatique**, hydatid cyst
  – **thyréoglosse**, thyroglossal cyst
kystectomie, cystectomy
kystique, cystic

L

label, signature
labial, labial
labile, brittle; labile
laboratoire, laboratory
labrum, labrum
labyrinthe, labyrinth; maze
labyrinthite, labyrinthitis
lâche, lax; loose
lâcher, blurt out
lacrymal, lacrimal
lactalbumine, lactalbumin
lactase, lactase
lactate, lactate
lactation, lactation
lactescence, milkiness
lactique, lactic
lactoflavine, riboflavin
lactogène, lactogenic
lactose, lactose
lacune, lacuna; vacancy
laisser, leave
lait, lotion; milk
  – **de vache**, cow's milk
  – **demi-écrémé**, low-fat milk
  – **écrémé**, skim milk
  – **entier**, whole milk
laiton, brass
lambdoïde, lambdoid
lambeau, flap
  – **de glissement**, advancement flap
  – **en Z**, Z band flap
lame, blade; lamina; slide
  – **quadrijumelle**, tectum mesencephali
lamelle, lamella
laminectomie, laminectomy
lancement, launch
lancette, lancet
langage, language; speech
  – **(centre du)**, speech center
langue, glossa; lingua; tongue
  – **noire**, lingua nigra; nigrities linguae
  – **saburrale**, coated tongue
lanoline, lanolin
lanugo, wooly hair
laparoscope, laparoscope
laparotomie, laparotomy
large, extensive; wide
largeur, breadth; width
larme, tear
larmoiement, lacrimation
larmoyant, weepy
laryngé, laryngeal
laryngectomie, laryngectomy
laryngite, laryngitis
  – **striduleuse**, laryngismus stridulus
laryngologie, laryngology
laryngopharynx, laryngopharynx
laryngospasme, laryngospasm
laryngosténose, laryngostenosis
laryngotomie, laryngotomy
laryngotrachéobronchite, laryngotracheobronchitis
larynx, larynx
laser, laser
Lassègue (manœuvre de), straight leg raising test
latence, lag; latency
latéral, lateral
latéralité croisée, crossed laterality
lavage, lavage; washing
  – **gastrique**, gastric lavage
  – **vaginal**, douche
lavement, enema
  – **baryté**, barium enema
laxatif, aperient; laxative
laxisme, permissiveness
laxité, laxity; looseness
LCR, CSF
lécher, lick

lécithine, lecithin
lecteur, drive; reader
  – de disquette, disk drive
lecture, reading
légal, forensic
léger, light; slight
légionnaires (maladie des), legionnaires' disease
légume, vegetable
leishmaniose, leishmaniasis
lent, dull; slow; sluggish
lente, nit
lenticulaire, lenticular
lentigo, lentigo
lentille, lens
  – de contact, contact lens
leontiasis ossea, leontiasis ossea
lèpre, leprosy
léprome, leproma
leptoméningite, leptomeningitis
leptospirose, leptospirosis
lesbienne, lesbian
lésion, damage; injury; lesion; sore
  – cutanée, skin lesion
  – par souffle, blast injury
létal, lethal
léthargie, lethargy
leucémie, leukemia; leukocythemia
  – lymphoïde, lymphocytic leukemia
leucine, leukine
leucinose, leucinosis; maple syrup urine disease
leucocyte, leukocyte
leucocythémie, leukocythemia
leucocytolyse, leukocytolysis
leucocytose, leukocytosis
  – monocytaire, monocytosis
leucodermie, leukodermia
leuconychie, leukonychia
leucopénie, leukopenia
leucoplasie, leukoplasia
leucopoïèse, leukopoiesis
leucorrhée, leukorrhea
leucotomie, leukotomy
lève-personne, hoist
levier, lever
lévocardie, sinistrocardia
lévorotation, sinistrotorsion
lèvre, labium; lip
  – gercée, cracked lip
lévulose, levulose
lévulosurie, fructosuria
levure, yeast
liaison, binding; bond; linkage; linking
  – simple, single bond
libération, discharge; release
  – (hormone de), releasing hormone
  – prolongée, sustained release
liberté, freedom; patency
libido, libido
libre, free; vacant
licenciement, firing
licencier, lay off
lichen, lichen
lié, bound
  – au sexe, sex linked
lien hypertexte, hyperlink
liénal, lienal
lieu, locus; site
ligament, ligament
  – de Chopart, bifurcate ligament
  – de Cooper, pectineal ligament
  – large de l'utérus, broad ligament of uterus
  – rond, round ligament
ligature, ligation; ligature
lignage, lineage
ligne, line; linea
  – de conduite, course; policy
  – isoélectrique, baseline
  – médiane, midline
lignée, line
ligneux, wooden
limbe, limbus
lime à ongle, nailfile
liminaire, liminal
limitation des naissances, birth control
limite, borderline; cut off

linge, linen
  – **sale**, dirty linen
lingette, wipe
  – **nettoyante**, cleansing wipe
lingual, glossal; lingual
liniment, liniment
linite plastique, linitis plastica
linoléique (acide), linoleic acid
lipase, lipase
lipémie, lipemia
lipide, lipid
lipo-atrophie, lipoatrophy
lipochondrodystrophie, lipochondrodystrophy
lipocyte, lipocyte
lipodystrophie, lipodystrophy
lipoïdique, lipoid
lipoïdose, lipoidosis
lipolyse, lipolysis
lipome, lipoma
lipoprotéine, lipoprotein
liposoluble, fat soluble
lipotrope (substance), lipotrophic substance
liquide, fluid; liquor
  – **amniotique**, amniotic fluid
  – **céphalorachidien (LCR)**, cerebrospinal fluid (CSF)
  – **cérébrospinal**, cerebrospinal fluid (CSF)
  – **intra-oculaire**, intraocular fluid
  – **synovial**, synovial fluid
liste, list
lit, bed; cot
literie, bedclothes
lithagogue, lithagogue
lithiase, calculus; lithiasis; stone
  – **rénale**, nephrolithiasis; renal calculus
litholapaxie, litholapaxy
lithotomie, lithotomy
lithotriteur, lithotritor
lithotritie, lithotrity
litre, liter
livide, livid
livre (0,453 kg), pound
livre blanc, white paper
livrer, deliver
lobaire, lobar
lobe, lobe
lobectomie, lobectomy
Lobo (maladie de), Lobo's disease
lobotomie, leukotomy; lobotpmy
lobule, lobule
local, local
localisation, location
localisé, localized
lochies, lochia
locomotion (aide à la), assistive device
loculaire, loculated
locus, locus
loge, space
logiciel, shareware; software
  – **de navigation**, browser
  – **gratuit**, freeware
loi, law
loin, far
loisir, hobby
lombaire, lumbar
lombal, lumbar
lombalgie, low back pain
lombes, loin
long, long
  – **en large (de)**, to and fro
  – **terme (à)**, long-term
longévité, longevity
longue date (de), long-standing
longue échéance (à), long-range
longueur, length
  – **d'onde**, wavelength
lordose, lordosis; swayback
lotion, lotion
loupe, wen
lourd, heavy
lubrifiant, lubricant
lucide, lucid
luès, lues
luette, uvula
luisant, glossy
lumbago, lumbago

lumen, lumen
lumière, light; lumen
  – du jour, day light
lunatique, moody
lunatum (os), lunate bone
lunettes, glasses; spectacles
  – bifocales, bifocals
  – de protection, goggles
lunule, lunula
lupus érythémateux, lupus erythematosous
lutéinisante (hormone) (LH), luteinizing hormone (LH)
lutéotrope, luteotropic
lutte, control; struggle
luxation, dislocation; luxation
luxe, luxury
lymphadénite, lymphadenitis
lymphangiectasie, lymphangiectasis
lymphangiome, lymphangioma
lymphangioplastie, lymphangioplasty
lymphangite, lymphangitis
  – endémique tropicale, elephantiasis
lymphatique, lymphatic
lymphe, lymph
lymphocyte, lymphocyte
lymphocythémie, lymphocytemia
lymphocytopénie, lymphocytopenia
lymphocytose, lymphocytosis
lymphogranulome, lymphogranuloma
lymphographie, lymphogram
lymphoïde, lymphoid
lymphome, lymphoma
lymphopénie, lymphocytopenia
lymphoréticulose bénigne d'inoculation, cat scratch fever
lymphosarcome, lymphosarcoma
lyophilisation, freeze-drying
lyse, lysis
lysine, lysine
lysis, lysis
lysosomial, lysosomal
lysotypie, phage typing
lysozyme, lysozyme
lytique, lytic

M

mâcher, chew
mâchoire, jaw
macrocéphale, macrocephalus
macrochéilie, macrocheilia
macrocytaire, macrocytic
macrocyte, macrocyte
macrodactylie, macrodactyly
macroglobulinémie, macroglobulinemia
macroglossie, macroglossia
macromastie, macromastia
macromélie, macromelia
macromolécule, macromolecule
macrophage, macrophage
macroscopique, gross; macroscopic
macrostomie, macrostomia
macula, macula
macule, macula
maculopapulaire, maculopapular
magnétique, magnetic
magnétisme, mesmerism
magnétophone, tape recorder
maigre, lank; thin
maigreur, macies; thinness
  – **extrême**, marasmus
maillon, link
main, hand; manus
  – **en griffe**, clawhand
mains libres, hands-free
maison de retraite, retirement home
maîtrise, mastery
  – **de soi**, self-control
  – **des coûts**, cost containement
maitrîser les coûts, curb costs
majeur, major
mal, disease; sickness
  – **de décompression**, decompression sickness
  – **de ventre**, belly ache
  – **des montagnes**, altitude sickness
malabsorption, malabsorption
malacia, malacia
malacie, malacia
malade, ill; patient; sick
  – **ambulatoire**, outpatient
maladie, affection; ailment; disease; illness; morbus; sickness
  – **à déclaration obligatoire**, certifiable disease; notifiable disease; reportable disease
  – **auto-immune**, autoimmune disease
  – **bronzée**, Addison's disease; bronzed disease
  – **chronique**, protracted disease
  – **constituée**, full-blown disease
  – **de système**, connective tissue disorders
  – **hémolytique du nouveau-né**, erythroblastosis fetalis
  – **invalidante**, crippling disease; disabling illness
  – **par carence**, deficiency disease
  – **périodique**, periodic syndrome
  – **professionnelle**, industrial disease; occupational disease
  – **sexuellement transmissible (MST)**, sexually transmitted disease (STD)
  – **transmissible**, communicable disease
  – **vénérienne**, venereal disease
maladroit, awkward; clumsy
malaire, malar
  – **(os)**, cheek bone; jugal bone; zygomatic bone
malaise, malaise
malaria, malaria

mâle, male
malentendant, hard of hearing
malformation, malformation
malgré, despite
malheureux, unfortunate
malin, malignant
malléole, malleolus
mallette, briefcase
malleus, malleus
malnutrition, malnutrition
malposition, malposition
maltase, maltase
maltose, maltose
maltraitance, maltreating
malversation, malpractice
mamelon, mamilla; nipple; teat
 – **ombiliqué**, inverted nipple
mamillaire, mammilary
mammaire, mammary
mammectomie, mastectomy
mammographie, mammography
mammoplastie, mammaplasty
manche, handle; sleeve
manchon, cuff
mandibulaire, gnathic
mandibule, mandible
manette, joystick
manger, eat
manie, mania
maniérisme, mannerism
manifeste, overt
manioc, cassava
manipulation, handling; manipulation
manœuvre de Valsalva, Valsalva's experiment
manomètre, manometer
manquant, missing
manque, lack
manteau, mantle
manubrium sternal, manubrium sterni
manuel, manual
maquette, lay out
maquillage, make up
marais, marsh
marasme, marasmus
marchandises, goods; wares
marche, step; walk
marché, marketing
marge, margin
 – **de sécurité thérapeutique**, therapeutic safety margin
Marie-Sainton (syndrome de), cleidocranial dysostosis
marijuana, marijuana
marmonner, mumble
marquage, labelling
marque, brand; mark
marqueur, marker; tracer
marsupialisation, marsupialization
marteau, malleus
martelage, pounding
masculin, male
masculinisation, virilization
masochisme, masochism
masque, mask
massage, massage
masse, mass
mastectomie, mastectomy
mastication, mastication
mastite, mastitis
mastocyte, mast cell
mastodynie, mastodynia
mastoïde, mastoid
mastoïdectomie, mastoidectomy
mastoïdite, mastoiditis
masturbation, autoeroticism; masturbation
matelas, mattress
matériel, equipment; material
 – **informatique**, hardware
maternage, mothering
matière, material; matter; stuff
 – **grasse**, fat
 – **médicale**, materia medica
matité, dullness
matrice, matrix
maturation, maturation
maturité, ripeness

maxillaire, jaw bone; maxillary
- **inférieur**, mandible
- **supérieur**, maxilla

maximal, maximal
maximum, maximal; peak
méat, meatus
mécanique, mechanics
méchant, malicious
mèche, drain; wick
- **nasale**, nasal pack

méconium, meconium
médecin, physician; practitioner
- **généraliste**, general practitioner
- **régulateur**, gatekeeper
- **traitant**, attending physician

médecine, medicine
- **alternative**, alternative medicine
- **de santé publique**, public health medicine
- **dentaire**, odontology
- **douce**, alternative medicine
- **du travail**, occupational medicine
- **légale**, forensic medicine
- **nucléaire**, nuclear medecine
- **périnatale**, perinatalogy
- **populaire**, folk medicine

média, media
médial, medial
médian, medial; median
médiane de survie, median survival
médianoscopie, medianoscopy
médiastin, mediastinum
médicament, drug; medicament; medication; medicine
- **conseil**, over the counter preparation (OTC)
- **d'origine**, brand-name drug
- **en vente libre**, over the counter preparation (OTC)
- **expérimental hors AMS**, off label drug

médicamenteux, drug related
médication, medication
médicinal, medicinal
médicochirurgical, medicosurgical
médicolégal, forensic
médullaire, medullary
médulloblastome, medulloblastoma
médullosurrénale, adrenal medulla
méduse, jellyfish
mégacaryocyte, megakaryocyte
mégacéphalie, megacephaly
mégacôlon, megacolon
mégaloblaste, megaloblast
mégalomanie, megalomania
meilleur, best
méiose, meiosis
mélancolie, dejection; melancholia
- **d'involution**, involutional melancholia

mélange, blend; mixture
mélangé, mixed
mélanine, melanin
mélanique, melanotic
mélanome, melanoma
mélanose, melanosis
mélasse, molasses
membrane, layer; membrane
- **cellulaire**, cell membrane
- **du tympan**, drumhead; myringa

membre, limb
- **fantôme**, phantom limb
- **supérieur**, pectoral limb

même, even
mémoire, memory
menaçant la vie du patient, life-threatening
menace, threat
ménage, household
ménarche, menarche
méningé, meningeal
méninges, meninges
méningiome, meningioma
méningisme, meningism

méningite, meningitis
méningocèle, meningocele
méningococcémie, meningococcemia
méningo-encéphalocèle, meningoencephalocele
méniscectomie, meniscectomy
ménisque, meniscus
ménopause, climacteric; menopause
ménorragie, menorrhagia
mensonge, lie
menstruation, menstruation
mental, mental
menton, chin
mentonnier, mental
mer, sea
mère, mother
mésartérite, mesarteritis
mésencéphale, mesencephalon; midbrain
mésenchyme, mesenchyme
mésentère, mesentery
mésentérique, mesenteric
méso-appendice, mesoappendix
mésocôlon, mesocolon
mésoderme, mesoderm
mésonéphrome, mesonephroma
mésosalpinx, mesosalpinx
mésothéliome, mesothelioma
mésothélium, mesothelium
mésovarium, mesovarium
mesure, measure
métabolique, metabolic
métabolisme, metabolism
  – basal, basal metabolism
métacarpe, metacarpus
métacarpien, metacarpal
métacarpophalangien, metacarpophalangeal
métal, metal
métamorphose, metamorphosis
métaphore, metaphore
métaphyse, metaphysis
métaplasie, metaplasia
métastase, metastasis
métatarsalgie, metatarsalgia
métatarsien, metatarsal
météorisme, flatulence; meteorism
méthémoglobine, methemoglobin
méthionine, méthionine
méthode, method
  – à l'insu, blind test
métis, half cast
mètre, meter
métrite, metritis
métrorragie, metrorrhagia
mettre en lumière, highlight
mettre en place une politique de santé, implement health policy
mettre hors tension, turn off
microbe, bug; microbe
microbiologie, microbiology
microcéphale, microcephalic
microchirurgie, microsurgery
microcyte, microcyte
microcytémie, microcythemia
microglie, microglia
micrognathie, micrognathia
microgramme (μg), microgram
micromètre (μm), micrometer
micro-organisme, microorganism; organism
microphtalmie, microphthalmos
microscope, microscope
  – à balayage, scanning microscope
  – à contraste de phase, phase-contrast microscope
microscopie électronique, electron microscopy
microsome, microsome
microsphérocytose héréditaire, hereditary spherocytosis
microtome, microtome
miction, emiction; micturition; urination
midi, midday; noon
miel, honey
migraine, migraine
miliaire, miliaria; miliary

milieu, media; medium; middle; setting
- **– ambiant**, environment

milium, milium
milliard, billion
millicurie, millicurie
milligramme (mg), milligram
millilitre (mL), milliliter
millimètre (mm), millimeter
millimètre cube, cubic millimeter
Milroy (maladie de), Milroy's disease
mimétisme, mimicry
mince, lean; thin
minéral, mineral
minerve, adjustable neck collar
mineur, minor
Minkowski-Chauffard (maladie de), hereditary spherocytosis
minuit, midnight
minuscule, minute; tiny
minute, minute
miroir, mirror
mise à jour, update
mise au point, adjustment; focusing; refinement
mise en évidence, determination; evidence
mise en garde, warning
mise en œuvre, implementation
mise en page, lay out; page setup
mise sur le marché, release on the market
mitochondrie, mitochondria
mitose, karyokinesis; mitosis
mitral, mitral
mixte, mixed
mobile, mobile
mobilité, motion
modalité, procedure
mode de vie, life style
mode d'emploi, instruction leaflet
mode veille, stand-by mode
modelage, molding
modèle, pattern
modification, change
modiolus, modiolus
moelle, marrow
- **– allongée**, medulla oblongata
- **– osseuse**, bone marrow
- **– spinale**, medulla; spinal cord

mogiographie, writers' cramp
moignon, stump
moindre, least; lesser
moins, less; minus
mois, month
moisissure, mould
moitié, half
molaires, molar teeth
molalité, molality
molarité, molarity
mole, mole
môle, mole
molécule, molecule
mollet, calf
mongolisme, mongolism
monitorage, monitoring
monoblaste, promonocyte
monoclonal, monoclonal
monocyte, monocyte
monocytose, monocytosis
monographie, data sheet; monograph
monomanie, monomania
mononévrite, mononeuritis
mononucléaire, mononuclear
mononucléose, mononucleosis
- **– infectieuse**, glandular fever

monoplégie, monoplegia
monorchide, monorchid
monosaccharide, monosaccharide
mont de Vénus, mons pubis
montage, editing; mounting
montagnes (mal des), mountain sickness
morbide, morbid
morceau, bit
morgue, morgue; mortuary
moribond, moribund
morphine, morphine
morphologie, morphology
morpion, crab louse

morsure, bite
– de tique, tick bite
mort, dead; death
– cérébrale, brain death
– subite, sudden death
– subite du nourrisson, cot death; crib death; sudden infant death syndrome
mortalité, mortality
mortel, deadly; fatal; killing
mortinatalité, stillbirth rate
mort-né, dead birth; stillborn
morue, cod
morula, morula
morve, glanders
mosaïque, mosaic
mot, word
– de passe, password
mot-clé, key word
moteur, motor
– oculaire externe (nerf), abducens nerve
– oculaire commun (nerf), oculomotor nerve
motilité, motility
mou, flabby; soft
mouche, fly
– tsé-tsé, tsetse fly
moucher (se), blow one's nose
moucheron, gnat
mouchoir, handkerchief
– en papier, tissue
mouillable, wetable
mouillant, wetting
mouillé, wet
moulage, molding
moule, cast
mourant, dying
mourir, die
mousse, foam
moustiquaire, mosquito net
mouvement, motion; movement
– oculaire rapide (MOR), rapid eye movement (REM)
moyen, intermediate; mean; medium; middle; way
– séjour, medium lenght stay
moyenne, average; mean
moyenneur, averaging computer
moyens d'existence, livelihood
mucilage, mucilage
mucine, mucin
mucocèle, mucocele
mucoïde, mucoid
mucolytique, mucolytic
mucopurulent, mucopurulent
mucoviscidose, cystic fibrosis; fibrocystic disease; mucoviscidosis
mucus, mucus
mue, shedding
muet, dumb; mute
muguet, aphthous stomatitis; thrush
multigeste, multigravida
multiloculaire, multilocular
multipare, multipara
multiple, multiple
muqueuse, mucosa; mucous cell membrane
muqueux, mucous
mûr, mature
murmure, murmur
– vésiculaire, breath sound
muscle, muscle
musculaire, muscular
mutagène, mutagen
mutant, mutant
mutation, mutation
mutilation, mutilation
mutisme, mutism
mutité, mutism
myalgie, myalgia
myasthénie, myasthenia; myasthenia gravis
mycétome, mycetoma
mycose, mycosis
mycosis, mycosis
mycotoxine, mycotoxin
mydriase, mydriasis
myéline, myelin
myélite, myelitis

myélocèle, myelocele
myélocyte, myelocyte
myélogramme, myelogram
myéloïde, myeloid
myélomatose, myelomatosis
myélome, myeloma
myéloméningocèle, myelocele
myélopathie, myelopathy
myéloplaxe, osteoclast
myélosclérose, myelosclerosis
myiase rampante cutanée, creeping disease
myocarde, myocardium
myocardique, myocardial
myocardite, myocarditis
myofibrille, myofibril
myogène, myogenic
myoglobine, myoglobin
myome, myoma
myomectomie, myomectomy
myomètre, myometrium
myopathie, myopathy
myope, myope; shortsighted
myopie, myopia; near-sightedness
myosarcome, myosarcoma
myosine, myosin
myosis, myosis
myosite, myositis
– **ossifiante**, myositis ossificans
myotique, myotic
myotomie, myotomy
myotonie, myotony
– **atrophique**, myotonia dystrophica; Steinert's disease
myringite, myringitis
myringoplastie, myringoplasty
myringotomie, myringotomy
myxœdème, myxedema
myxome, myxoma
myxosarcome, myxosarcoma

N

nævus, nevus
nain, dwarf; nanous
  – harmonieux, midget
naissance, birth
naissant, incipient
nanisme, nanism
nanogramme (ng), milligamma
narcissisme, narcissism
narco-analyse, narcoanalysis
narcolepsie, narcolepsy
narcose, narcosis
narcotique, narcotic
narine, nostril
narines, nares
nasal, nasal
nasolacrymal, nasolacrimal
nasopharynx, nasopharynx
natalité, natality
nauséabond, foul; nauseating
nausée, nausea
navette, shuttle
naviculaire, navicular
né, born
nébuliseur, nebulizer
nécessité, requirement
nécessiter, require
nécrologie, obituary
nécropsie, necropsy
nécrose, necrosis
nécrosé, necrosed
nécrotique, necrotic
négatif, negative
négativisme, negativism
négligence, malpractice; negligence
négliger, ignore; overlook
neige carbonique, dry ice
nématode, nematode; threadworm
néonatal, neonatal
néoplasme, neoplasm
néphélion, nebula
néphrectomie, nephrectomy
néphrite, nephritis
néphroblastome, nephroblastome
néphrocalcinose, nephrocalcinosis
néphrocapsulectomie, nephrocapsulectomy
néphrocarcinome, renal adenocarcinoma
néphrolithotomie, nephrolithotomy
néphrome, nephroma
néphron, nephron
néphropathie, renal disease
néphropexie, nephropexy
néphroptose, nephroptosis
néphrosclérose, nephrosclerosis
néphrose, nephrosis
néphrostomie, nephrostomy
néphrotique, nephrotic
néphrotomie, nephrotomy
néphro-urétérectomie, nephroureterectomy
nerf, nerve
nerveux, nerve; nervous
net, clear cut
netteté, sharpness; vividness
neural, neural
neurapraxie, neurapraxia
neurasthénie, neurasthenia
neurectomie, neurectomy
neurilemme, neurilemma
neurinome, neurinoma
  – de l'acoustique, acoustic neuroma
neuroblaste, neuroblast
neuroblastome, neuroblastoma
neurochirurgie, neurosurgery
neuro-épithélium, neuroepithelium
neurofibromatose, neurofibromatosis
neurofibrome, neurofibroma

neuroleptique, neuroleptic
neurologie, neurology
neurologue, neurologist
neurone, neuron
neuropathie, neuropathy
 – **avec dégénérescence rétrograde**, dying-back neuropathy
neuropathique, neuropathic
neuroplastie, neuroplasty
neurorraphie, neurorrhaphy
neurosyphilis, neurosyphilis
neurotmésis, neurotmesis
neurotomie, neurotomy
neurotransmetteur, neurotransmitter
neutralité affective, bland affect
neutre, neutral
neutropénie, neutropenia
neutrophile, neutrophil
névralgie, neuralgia
 – **brachiale**, brachial neuralgia
 – **essentielle du trijumeau**, face ague
 – **faciale**, trigeminal neuralgia
névrectomie, neurectomy
névrite, neuritis
 – **optique rétrobulbaire**, retrobulbar optic neuritis
névrodermite, neurodermatitis
névroglie, glia; neuroglia
névrome, neuroma
névrose, neurosis
 – **d'angoisse**, anxiety neurosis
névrosé, neurotic
névrotique, neurotic
nexus, tight junction
nez, nose
 – **bouché**, blocked nose
 – **qui coule**, runny nose
nidation, nidation
nier, deny
niveau, level
nocif, detrimental; harmful; noxious
nocturne, nocturnal
nodosité, nodule
 – **d'Heberden**, Heberden's node
nodule, nodule; tubercle
 – **vocal**, singer's node
nœud, knot; node
noir, black
noirâtre, nigrescent
nom, name
 – **de famille**, surname
 – **de jeune fille**, maiden name
noma, cancrum oris
nombre, number
nombril, navel
non comestible, inedible
non connecté, offline
non-dit, unsaid
non potable, undrinkable
non valable, invalid
non-utilisation, disuse
noradrénaline, norepinephrine
normal, normal
norme, standard
normoblaste, normoblast
normocyte, normocyte
nosologie, nosology
nosophobie, nosophobia
note de bas de page, footnote
note de frais, expense bill
note de la rédaction, editor's note
notice, package insert
nourri au biberon, bottle fed
nourrisson, infant
nourriture, feed; food
nouveau, new
 – **né**, neonate; newborn
noyade, drowning
noyau, core; nucleus
 – **arqué**, arcuate nucleus
 – **rouge**, red nucleus
noyaux gris centraux, basal ganglia
nu, bare; naked
nucléaire, nuclear
nucléé, nucleated
nucléique (acide), nucleic acid
nucléole, nucleolus
nucléoprotéine, nucleoprotein

nucléotide, nucleotid
nuisible, injurious; noxious; pest
nuit, night
nullipare, nulllipara
numération, count
 – **formule sanguine**, blood cells count; complete blood count
numérique, digital
numéro, issue
nummulaire, nummulated
nuque, nape; neck; nucha
nutation, nutation
nutriment, nutrient; nutriment
nutrition, nutrition
nycturie, nocturia
nymphomanie, nymphomania
nystagmus, nystagmus
 – **à ressort**, resilient nystagmus
 – **pendulaire**, oscillating nystagmus

O

obésité, obesity
objectif, goal; lens; objective; target
objet, object; purpose
  – (sans), irrelevant
obligatoire, compulsory; mandatory
obscur, unclear
obscurci, dimmed
observance, compliance
observation, case taking
obsession, monomania; obsession
obstétrical, obstetric
obstétricien, obstetrician
obstétrique, midwifery; obstetrics
obstruction, impatency
obstrué, clogged
obtenir un diplôme, qualify as
obturateur, obturator; shutter
occasion (d'), second hand
occipital, occipital
occlusion, occlusion
  – dentaire défectueuse, malocclusion
  – dentaire imparfaite, aclusion
  – intestinale, ileus; intestinal obstruction
octroyer, award
oculaire, ocular
oculiste, oculist
oculogyre, oculogyric
ocytocine, oxytocin
ocytocique, oxytocic
odeur, odor; smell
odontalgie, odontalgia
odontoïde, odontoid
odontologie, odontology
odorat, smell
œdémateux, edematous
œdème, edema
  – de Quincke, angioneurotic edema
  – papillaire, papilledema
œil, eye
œsophage, esophagus; gullet
œsophagectomie, esophagectomy
œsophagien, esophageal
œsophagite, esophagitis
œsophagoscopie, esophagoscopy
œstrogène, estrogen
œuf, egg; ovum
officiel, formal
oignon, bunion
olécrâne, olecranon
olfactif, olfactory
oligodendroglie, oligodendroglia
oligo-élément, trace element
oligoménorrhée, oligomenorrhea
oligospermie, oligospermia
oligotrophie, oligotrophia
oligurie, oliguria
olive cérébelleuse, dentate body
ombilic, navel; umbilicus
ombilical, umbilical
ombiliqué, umbilicated
ombre, shadow
omentopexie, omentopexy
omentum, omentum
omoplate, scapula; shoulder blade
omphalite, omphalitis
omphalocèle, omphalocele
OMS (Organisation mondiale de la santé), WHO (World Health Organization)
onction, inunction
onde, wave
  – alpha, alpha wave
ondulant, undulant
ongle, nail; unguis
  – incarné, ingrown nail; onychocryptosis
onglet, tab
onguent, ointment; unguent
onychie, onychia

onychogryphose, onychogryphosis
onychomycose, onychomycosis
onyxis, onychia
oocyte, oocyte
oogenèse, oogenesis
oophorectomie, oophorectomy
oophorite, oophoritis
oophorosalpingectomie, oophorosalpingectomy
opacité, opacity
opaque, opaque
ophtalmie, ophthalmia
 – **des neiges**, snow blindness
ophtalmique, ophthalmic
ophtalmologie, ophthalmology
ophtalmologiste, ophthalmologist
ophtalmoplégie, ophthalmoplegia
ophtalmoscope, ophthalmoscope
opiacé, opiate
opioïde, opioid
opisthotonos, opisthotonos
opium, opium
opportuniste, opportunistic
opposant, opponens
opsonine, opsonin
opticien, optician
optimal, optimum
optique, optic; optics
optométrie, optometry
or, gold
oral, oral
orbiculaire, orbicular
orbitaire, orbital
orbite, orbit
orchidectomie, orchidectomy
orchidopexie, orchidopexy
orchi-épididymite, epididymo-orchitis; orchiepididymitis
orchite, orchitis
ordinateur, computer
 – **portable**, laptop
ordonnance, prescription
ordonnateur de pompes funèbres, undertaker
ordonné, tidy
ordonnée, ordinate
ordre, command; order
ordure, garbage
oreille, ear
 – **externe**, outer ear
 – **interne**, inner ear
 – **moyenne**, middle ear
oreiller, pillow
oreillette, atrium
oreillons, mumps
organe, organ
organigramme, diagram
organique, organic
Organisation mondiale de la santé (OMS), World Health Organisation (WHO)
organisme, body; organism
orgasme, climax; orgasm
orgelet, hordeolum; sty
orientation, counseling; guidance; orientation
orifice, aperture; foramen; hiatus; orifice; ostium
origine, origin
ORL, ENT
ornithose, ornithosis
oropharynx, oropharynx
orphelin, orphan
orteil, hallux; toe
 – **en marteau**, hammer toe
orthèse, orthosis
orthodontie, orthodontics
orthopédie, orthopedics
orthophoniste, speech therapist
orthostatique, orthostatic
os, bone; os
 – **cassants**, brittle bones
 – **scaphoïde**, navicular bone
oscillation, oscillation; swing
osmolalité, osmolality
osmole, osmole
osmose, osmosis
osmotique, osmotic
osselet, ear bone; ossicle
osseux, osseous
ossification, ossification

ostéite, osteitis
ostéo-arthropathie, osteoarthropathy
ostéo-arthrose, osteoarthrosis
ostéo-arthrotomie, ostéoarthrotomy
ostéoblaste, osteoblast
ostéocartilagineux, osteochondral
ostéochondrite, osteochondritis
ostéochondrome, osteochondroma
ostéoclasie, osteoclasis
ostéoclaste, osteoclast
ostéoclastome, osteoclastoma
ostéocyte, osteocyte
ostéodystrophie, osteodystrophy
ostéogenèse, osteogenesis
ostéolytique, osteolytic
ostéomalacie, osteomalacia
ostéome des cavaliers, rider's bone
ostéomyélite, osteomyelitis
ostéopathie, osteopathy
ostéopétrose, osteopetrosis
  – familiale, marble bone disease
ostéophonie, osteophony
ostéophyte, osteophyte
ostéoplastique, osteoplastic
ostéoporose, osteoporosis
ostéosarcome, osteosarcoma
ostéosclérose, osteosclerosis
ostéosynthèse par clou-plaque, nail-plate fixation
ostéotendineux (réflexe), deep reflex
ostéotome, osteotome
ostéotomie, osteotomy
ostium, ostium
otalgie, earache; otalgia
otite, earache; otitis; sore ear
  – généralisée, panotitis
  – moyenne adhésive, glue ear
otolithe, otolith
otologie, otology
otomycose, otomycosis
otorhinolaryngologie, otorhinolaryngology
  – (ORL), ear-nose-throat (ENT)
otosclérose, otosclerosis
otoscope, auriscope; otoscope
ototoxique, ototoxic
ouate, cotton wool
oubli, lapse
ouïe, hearing
ouranite, uvulitis
ouraque, urachus
ourlien, mumps
outil, tool
ouvert, open; patulous
  – (en), open-label
ouverture, aperture; hiatus; opening
ouvre-bouche, gag
ovaire, oophoron; ovary
ovariectomie, oophorectomy; ovariectomy
ovariosalpingectomie, oophorosalpingectomy
ovariotomie, ovariotomy
ovarite, ovaritis
oviducte, oviduct
ovocyte, oocyte
ovogenèse, oogenesis
ovulation, ovulation
ovule, ovule
oxalurie, oxaluria
oxycéphalie, oxycephaly
oxydation, oxidation
oxygénation, oxygenation
oxygène, oxygen
oxygénothérapie, oxygen therapy
oxyhémoglobine, oxyhemoglobin
oxymètre, oximeter
oxyure, pinworm
oxyurose, enterobiasis; oxyuriasis
ozène, ozena
ozone, ozone

P

pachydermie, pachydermia
pachyméningite, pachymeningitis
pacotille, junk
paiement à l'acte, fee-for-service
paille, straw
pair, peer
palais, palate
palan, tackle
palatoplégie, palatoplegia
pâleur, pallor
palisyllabie, stuttering
palliatif, palliative
pallidectomie, pallidectomy
pallidum, globus pallidus
palmaire, palmar
palmature, web
palmier, palm
palpable, tangible
palpation, palpation
palpitation, flutter; palpitation
paludisme, malaria; paludism
panaris, whitlow
panarthrite, panarthritis
pancardite, pancarditis
pancréas, pancreas
pancréatectomie, pancreatectomy
pancréatine, pancreatin
pancréatite, pancreatitis
pancréozymine, pancreozymine
pandémique, pandemic
panhypopituitarisme, panhypopituitarism
panique (attaque de), panic attack
panne, breakdown
panniculite, panniculitis
panophtalmie, panophthalmia
panotite, panotitis
pansement, dressing
- **adhésif**, adhesive dressing; plaster
- **occlusif**, occlusive dressing
- **usagé**, soiled dressing

panser une plaie, dress a wound
pantoufles, slippers
papille, papilla
- **optique**, optic disk

papillite, papillitis
papillome, papilloma
papule, papule
- **œdémateuse**, wheal

paquet, package
par exemple, e.g.
para-aminobenzoïque (acide) (PABA), para-aminobenzoic acid (PABA)
para-aminohippurique (acide) (PAH), para-aminohippuric acid (PAH)
paracentèse, paracentesis
- **tympanique**, myringotomy

paracétamol, acetaminophen
paracousie, paracusia
parage, wound care
paragrippal, parainfluenza
para-influenza, parainfluenza
paralysé, cripple
paralysie, palsy; paralysis
- **agitante**, paralysis agitans
- **bulbaire**, bulbar palsy
- **des amoureux**, saturday night palsy
- **des béquillards**, crutch paralysis
- **diaphragmatique**, phrenoplegia
- **du voile du palais**, palatoplegia
- **faciale**, facial paralysis
- **pseudobulbaire**, pseudobulbar palsy

paralytique, paralytic
paramédian, paramedian

paramédical, paramedical
paramètre, parametrium
paramétrite, parametritis
paramnésie, paramnesia
paranasal, paranasal
paranoïa, paranoia
paranoïde, paranoid
paraphimosis, paraphimosis
paraplégie, paraplegia
pararectal, pararectal
parasite, parasite
parasiticide, parasiticide
parasympathique, parasympathic
parathormone, parathormone
parathyroïde, parathyroid
paratyphoïde, paratyphoid
paravertébral, paravertebral
pareil, like
parenchyme, parenchyma
parentéral, parenteral
parenthèses (entre), brackets (in)
parents, kin; relatives
  – **nourriciers**, foster parents
parésie, paresis
paresthésie, paresthesia
pariétal, parietal
parité, parity
Parkinson (maladie de), paralysis agitans; Parkinson's disease
parler, talk
parodontopathie, periodontal disease
paroi, wall
  – **cellulaire**, cell wall
  – **thoracique**, chest wall
parois, parietes
paronychie, paronychia
parosmie, parosmia
parotide, parotid
parotidite, parotiditis
paroxysmal, paroxysmal
paroxysme, paroxysm
paroxystique, paroxysmal
part entière (à), full-fledged
partager, share
parthénogenèse, parthenogenesis
particule, particle
partie, part; region
  – **centrale**, core
partigène, hapten
partout, throughout
parturition, parturition
parution, release
pas, pace; step
  – **à pas**, step-by-step
passage à l'acte, acting out
passif, passive
pasteurisation, pasteurization
pastille, pellet
pâte, paste
patellectomie, patellectomy
patent, overt
pâteux, pasty
pathétique (nerf), trochlear nerve
pathogène, pathogenic
pathogenèse, pathogenesis
pathogénie, pathogenesis
pathogènique, pathogenic
pathognomonique, pathognomonic
pathologie, pathology
pathologique, pathological
pathophobie, pathophobia
patient, patient
  – **âgé**, older patient
  – **en fin de vie**, terminally ill patient
  – **hospitalisé**, inpatient
paume, palm
paupière, eyelid; lid; palpebra
pavillon de l'oreille, auricle
peau, skin
pectine, pectin
pectoral, pectoral
pédiatre, pediatrician
pédiatrie, pediatrics
pédicule, pedicle
pédiculé, pediculated
pédiculose, pediculosis
pédicure, chiropodist

pédoncule, crus; peduncle
 – cérébelleux, brachium cerebelli
peigne, comb
peine, sorrow
pellagre, pellagra
pellet, pellet
pellicule, pellicle; scurf
pellicules, dandruff
pelvien, pelvic
pelvimétrie, pelvimetry
pelvis, pelvis
pemphigus, pemphigus
pendaison, hanging
pendant, over; pendulous
 – tout le temps, throughout
pendulaire, pendular
pénétration, penetration
pénicilline, penicillin
pénis, penis
pensée, cerebration; mind; thought
penser, think
pensionnaire, boarder
pente, slope
pentose, pentose
pentosurie, pentosuria
pepsine, pepsin
pepsique, peptic
peptide, peptide
peptidique, peptide
peptique, peptic
perceptible, sensible
perception, apprehension; perception
perceuse, drill
percussion, percussion
 – thoracique, clapping
percutané, transdermal
perdu de vue, lost to follow up
père, father
perfectionné, sophisticated
perforation, perforation
perfusion, infusion; perfusion
 – intraveineuse, intravenous infusion
 – veineuse à demeure, indwelling venous infusion
périamygdalien, peritonsillar
périartérite, periarteritis
 – noueuse, periarteritis nodosa; polyarteritis nodosa
périarthrite, periarthritis
péricarde, pericardium
péricardique, pericardial
péricardite, pericarditis
périchondre, perichondrium
périchondrite, perichondritis
péricolite, pericolitis
périlymphe, perilymph
périmé, outdated
périmètre, perimeter
 – de marche, walking distance
périnéal, perineal
périnée, perineum
périnéorraphie, perineorrhaphy
périnéphrétique, perinephric
périnèvre, epineurium; perineurium
période, half life; period
 – asymptomatique, symptom free interval
 – prodromique, prodromal period
 – réfractaire, refractory phase
 – sans traitement, washout period
périostal, periosteal
périoste, periosteum
périostique, periosteal
périostite, periostitis
périphérique, peripheral
périproctite, periproctitis
périrectite, periproctitis
péristaltisme, peristalsis
péritoine, peritoneum
péritomie, peritomy
péritonéal, peritoneal
péritonite, peritonitis
périurétral, periurethral
perle, bead

perméabilité, patency
  – du foramen ovale, patent foramen ovale
permettre, allow
permission, leave
pernicieux, pernicious
péroné, calf bone; fibula
péronier, peroneal
persévération, perseveration
persistant, nagging
personnalité, personality
personne à charge, dependent
personnel, staff
  – soignant, nursing staff
personnes âgées, aged; elderly
personnification, identification
perspectives, outlook
perspicacité, insight; shrewdness
perspiration, perspiration
perte, loss; wastage
  – de chaleur, heat loss
  – de connaissance, loss of consciousness
pertes blanches, leukorrhea
pertinent, relevant
perturbation, disturbance
perturber, impair
pèse-bébé, baby-scale
pessaire, pessary
peste, pest; plague
  – bubonique, bubonic plague
pet, fart
pétéchie, petechia
petit, short; small
petite brûlure, singe
petite chirurgie, minor surgery
petite enfance, infancy
pétreux, petrous
pétrissage, petrissage
peu (un), bit
peu fiable, unreliable
pH, pH
phagocyte, phagocyte
phagocytose, phagocytosis
phalange, phalange
pharmacie, pharmacy
pharmacien, pharmacist
pharmacocinétique, pharmacokinetics
pharmacodépendance, drug dependance
pharmacogénétique, pharmacogenetics
pharmacologie, pharmacology
pharmacovigilance, drug surveillance
pharyngé, pharyngeal
pharyngectomie, pharyngectomy
pharyngite, pharyngitis
pharyngo-laryngectomie, pharyngolaryngectomy
pharyngoplastie, pharyngoplasty
pharyngotomie, pharyngotomy
pharynx, pharynx
phénol sulfone phtaléine (épreuve à la), phenol red test
phénomènes cadavériques, post-mortem changes
phénotype, phenotype
phénylcétonurie, phenylketonuria
phlébectomie, phlebectomy
phlébite, phlebitis
phlébographie, venography
phlébothrombose, phlebothrombosis
phlébotonique, phlebotonic
phlegmatia, phlegmasia
  – alba dolens, phlegmasia alba dolens
phlycténulaire, phlyctenular
phobie, phobia
phonation, phonation
phoniatrie, phoniatrics
phonocardiogramme, phonocardiogram
phonocardiographe, phonocardiograph
phosphatase acide, acid phosphatase
phosphate, phosphate
phosphaturie, phosphaturia
phospholipide, phospholipid

phosphonécrose, phosphonecrosis
photobiologie, photobiology
photochimiothérapie, photochimiotherapy
photocomposition, photosetting
photomètre à flamme, flame photometer
photophobie, photophobia
photosensibilisation, photosensitization
phrase, sentence
phrénicectomie, phrenicectomy
phrénique, phrenic
phrénoplégie, phrenoplegia
phtiriase, pediculosis
physicien, physicist
physiologie, physiology
physiothérapie, physiatrics; physiotherapy
phytique (acide), phytic acid
phytothérapie, herbal medicine
pian, framboesia; yaws
pic, peak; spike
pica, pica
picotement, tingling
pièce, patch; room
 – jointe, attachment
pied, pes; foot (pl. feet)
 – creux, pes cavus
 – plat, flatfoot; pes valgus
 – rond, sag foot
 – tombant, drop foot
pied-bot, talipes; clubfoot
pied-bot talus, talipes calcaneus
pied-bot varus équin, talipes equinus
piège, trap
piégeage, trapping
pie-mère, pia mater
pierre, stone
pigment, pigment
 – biliaire, bile pigment
pigmentation, pigmentation
pile électrique, battery
pileux, hairy
pilonner, pulp
pilule, pill
 – du lendemain, morning-after pill
 – microdosée, minipill
pince, clamp; clip; forceps
 – à épiler, tweezers
pinceau, brush
pincement articulaire, joint space narrowing
pinces, tongs
pinguécula, pinguecula
pinocytose, pinocytosis
pipette, pipet
pipi, wee-wee
piqûre, bite; injection; jab; prick; puncture; sting
 – d'abeille, bee sting
 – d'épingle, pinprick
 – d'insecte, insect sting
piscine, swimming pool
piste, track
pityriasis rosé de Gibert, pityriasis rosea
place, locus
placement, commitment
placenta, placenta
 – praevia, placenta praevia
placentaire, placental
plagiocéphalie, plagiocephaly
plaie, sore; wound
 – par arme blanche, stab wound
plaindre (se), complain
plainte, complaint
 – mnésique, memory complaint
plan, scheme
planche anatomique, anatomical chart
plancher, floor
planification, planning
planing familial, family planning
plantaire, plantar
plante du pied, sole

plaque, patch; plate
  – **motrice**, end plate; motor end plate
plaquette, platelet
plasma, plasma
plasmaphérèse, plasma exchange; plasmapheresis
plasmocyte, plasma cell
plasmocytose, plasmacytosis
plastique, plastic
plat, flat
plateau, tray
plathelminthe, flatworm
plâtre, cast; plaster
plein, full
pléomorphisme, pleomorphism
pléthore, plethora
pléthysmographe, plethysmograph
pleur, cry
pleurésie, pleural effusion; pleurisy
plèvre, pleura
plexus, plexus
  – **brachial**, brachial plexus
  – **solaire**, solar plexus
pli, crease; fold; gyrus; plica
  – **cutané**, skinfold
plicature, kinking; plica
plomb, lead
plombage, filling
plombé, leaden
plongée, diving
plonger, dive
plongeur, diver
plus grand, greater
  – **que la normale**, justo-major
plus petit que la normale, justominor
plus vieux, older
pneumatocèle, pneumatocele
pneumaturie, pneumaturia
pneumoconiose, pneumoconiosis
pneumocoque, pneumococcus
pneumogastrique (nerf), pneumogastric nerve; vagus nerve
pneumonectomie, pneumonectomy
pneumonie, pneumonia
pneumopathie, pneumopathy
pneumopéritoine, pneumoperitoneum
pneumothorax, pneumothorax
poche, pouch
  – **de stomie**, ostomy pouch
  – **des eaux**, bag of waters
  – **pharyngée**, pharyngeal pouch
poids, gravity; weight
  – **corporel**, body weight
poigne, grip
poignet, cuff; wrist
poïkilocytose, poikilocytosis
poil, hair
poilu, hairy
poing, fist
point, dot; point; stitch
  – **à point**, peer to peer
  – **de côté**, stitch in one's side
  – **de pression**, pressor point
  – **de repérage**, set point
  – **d'interrogation**, question mark
  – **faible**, fault; flaw
  – **final**, end point
pointe, spike
  – **du cœur**, apex of heart
pointillé, stippled
poison, poison; venom
poisson, fish
poitrine, breast; bust; chest
polioencéphalite, polioencephalitis
poliomyélite, poliomyelitis
pollution, pollution
polyarthrite, polyarthritis
  – **rhumatoïde**, rheumatoid arthritis
polychimiothérapie, multiple drug treatment
polychondrite, polychondritis
polycythémie, polycythemia
polydactylie, polydactyly

polydipsie, polydipsia
polyglobulie, polycythemia
– **essentielle**, polycythemia vera
polygone de sustentation, polygon of support
polykystique, polycystic
polyménorrhée, epimenorrhea; polymenorrhea
polymorphisme, polymorphism
polymyosite, polymyositis
polyneuropathie, polyneuropathy
polynévrite, polyneuritis
polyopie, polyopia
polyoside, polysaccharide
polype, polypus
polypose, polyposis
polysaccharide, polysaccharide
polysialie, polysialia
polytoxicomanie, multiple drug addiction
polytraumatisme, multiple injuries
polyurie, polyuria
pommade, ointment; pomade
– **appliquer (une)**, apply a ointment
pomme d'Adam, Adam's apple
pompe, pump
pompholyx, pompholyx
ponction, puncture; tap
– **cisternale**, cisternal puncture
– **lombaire**, lumbar puncture
ponction-biopsie, needle biopsy
pont, bond
pontage, bypass
poplité, popliteal
pore, pore
porphyrie, porphyria
porphyrine, porphyrin
portage, carriage
portail, portal
porte, gate; portal
porte-aiguille, needle holder
portée, reach; scope; span
porter, bear
– **un vêtement**, wear
porteur, carrier
portillon, gate
positif, positive
position, position
– **debout**, upright
– **en chien de fusil**, curled up position
– **genupectorale**, knee elbow position; genupectoral position
– **gynécologique**, lithotomy position;
posologie, dosage; dose regimen; posology
possible, feasible
post-abortum, postabortal
post-charge, after-load
post-cure, after-care
post-image, after-image
post-infectieux, postinfectious
post-maturité, postmaturity
post-mictionnel, postvoiding
post-vaccinal, postvaccinal
poste, shift
– **vacant**, vacancy
postérieur, hind
postural, postural
posture, position; stance
potassium, kalium
potence, drip stand
potentiel, potential
– **d'action**, action potential
– **de repos**, resting potential
– **évoqué**, evoked potential
potion, draft; draught
pou, louse
– **du pubis**, crab louse
pouce, thumb
– **(2,54 cm)**, inch
poudre, powder
pouls, pulse
– **alternant**, pulsus alternans
– **bigéminé**, bigeminal pulse
poumon, lung
– **du fermier**, farmer's lung
pourboire, gratuity
pourpre rétinien, rhodopsin
pourtant, yet

pourvu que, provided that
poussée, bout; flare
– **d'acné**, acne flare-up
pousser, urge
poussière, dust
pouvoir, faculty; power
– **d'achat**, buying power
poux, lice
praticien, practitioner
pratique, convenient; practice
préalable (au), beforehand
préauriculaire, preauricular
précancéreux, precancerous
précédemment, earlier
précieux, valuable
précipité, deposit
précipitine, precipitin
précis, accurate; clear cut
précoce, early; precocious
précordialgie, precordialgia
précordium, precordium
prédisposition, liability; proneness
préhension, grasping
préjugé, prejudice
prélèvement, collection; harvesting; sample
– **de moelle osseuse**, bone marrow puncture
prématuré, premature
prématurité, prematurity
prémenstruel, premenstrual
premier, first
– **choix**, first line
– **plan**, foreground
première page, front page
première intention, first line
premiers secours, first aid
prémolaire, premolar
prénatal, antenatal; prenatal
prendre garde à, beware
prénom, christian name; first name
préoccupant, worrisome
préoccupation, concern
– **(motif de)**, cause for concern
prépuce, foreskin; prepuce
prérequis, prerequisite
presbyacousie, presbyacusia
presbyophrénie, presbyophrenia
presbyte, longsighted
presbytie, farsightedness; presbyopia
prescripteur, prescriber
prescription, prescription
présentation, display; presentation
– **de la face**, face presentation
– **frontale**, brow presentation
– **vicieuse**, malpresentation
préservatif, condom
presse, press
pression, pressure
– **artérielle**, blood pressure
– **de rétraction élastique**, recoil pressure
prestations en espèces, cash benefits
prestations soumises à condition de ressouces, mean-tested benefits
présystole, presystole
prétendre, claim
preuve, evidence; proof
prévision, allowance; forecast
priapisme, priapism
primaire, primary
primipare, primipara
principal, main
principe, law
printemps, spring
prise, intake; plug
– **au piège**, entrapment
– **de conscience**, awareness
– **de vue**, shot
– **en charge**, caring; management
– **en charge à 100%**, agreement to bear full medical cost
privation, deprivation
prix, charge
– **de journée**, daily hospital charge
probable, likely
problème, issue
– **(sans)**, uneventfully
procédé, process

processus, process
prochain, next
proche, close; near
procidence, procidentia; prolapse
 – du cordon, prolapsed cord
procréer, breed
proctalgie, proctalgia
proctectomie, proctectomy
proctite, proctitis
proctocèle, proctocele
proctoscopie, proctoscopy
procubitus, prone; ventral decubitus
production, yield
produit, output; product
 – de contraste, contrast medium
 – de dégradation, split product
 – de remplacement, substitute
 – intérieur brut, gross domestic product
proenzyme, zymogen
profession, occupation
 – de santé, health occupation
professionnel, occupational; vocational
profond, deep
profondeur, depth
progéniture, offspring; progeny
progérie, progeria
progestérone, progesterone
proglottis, proglottis
programme, schedule
progrès, advance
progressif, gradual; progressive
progression, increment
projecteur, flood light; light
projection, projection
projet, scheme
prolactine, lactogenic hormone; prolactin
prolapsus, procidentia; prolapse
prolixe, talkative
prolongé, extended; lengthy
promonocyte, promonocyte
promontoire, promontory
pronation, pronation
pronostic, outlook; prognosis
propagation, spread
prophylaxie, prophylaxis
propre, clean; own; proper
propriocepteur, proprioceptor
proraphie, advancement
prostacycline, prostacyclin
prostaglandine, prostaglandin
prostate, prostate
prostatectomie, prostatectomy
prostration, prostration
protéine, protein
protéinurie, proteinuria
protéolyse, proteolysis
protester, object
prothèse, prosthesis
 – acoustique, hearing aid
 – auditive, hearing aid
 – de hanche, hip replacement
prothrombine, prothrombin
protocole thérapeutique, treatment regimen; treatment schedule
protoplasme, protoplasm
prototype, prototype
protoxyde d'azote, laughing gas; nitrous oxide
protozoaire, protozoa
protrusion oculaire, proptosis oculi
protubérance, protuberance
 – annulaire, pons
protubérantiel, pontine
prouver, prove
provenance de (en), from
provisions, supplies
provitamine, provitamin
provoquer, bring on
proximal, proximal
prudence, caution
prudent, cautious
prurit, itching; pruritus
pseudarthrose, pseudarthrosis
pseudo-méningite, meningism
pseudopode, pseudopod

psittacose, psittacosis
psoïtis, psoitis
psoriasis, psoriasis
psorique, scabietic
psychasthénie, psychasthenia
psychiatrie, psychiatry
psychisme, psyche
psychodépendance, psychological dependance
psychogène, psychogenic
psychologie, psychology
psychologue, psychologist
psychonévrose, psychoneurosis
psychopathe, psychopath
psychopathologie, psychopathology
psychose, psychosis
 – **maniacodépressive**, manic-depressive psychosis
 – **puerpérale**, postpartum psychosis
psychosomatique, psychosomatic
psychothérapie, psychotherapy
ptérigion, pterigium
ptose, ptosis
 – **de la paupière**, drooping eyelid
ptosis, ptosis
ptyaline, ptyalin
ptyalisme, polysialia; ptyalism
puanteur, fetor
pubère, mature
puberté, puberty
pubis, pubis
publication, issue
 – **officielle**, government publication
publicité, advertisement
 – **(faire de la)**, advertise
publier, publish
 – **un décret**, issue a decree
puce, chip; flea
puceron, aphid
pudendal, pudendal
puerpéralité, puerperium
puerpérum, puerperium
puissance, potency; power; power output
puissant, powerful
puits, sink
pulmonaire, pulmonary
pulpe, pulp
pulpite, pulpitis
pulsatile, throbbing
pulsation, beat; pulsation
pulseur, propellent
pulsion, drive; instinct
pulvérisation, spray
punaise, bug
 – **de lit**, bedbug
pupille, pupil
purpura, purpura
 – **rhumatoïde**, Henoch purpura
purulent, purulent
pus, pus
pustule, pock; pustule
putréfaction, putrefaction
pycnique, pyknic
pycnose, pyknosis
pyélite, pyelitis
pyélographie, pyelography
pyélolithotomie, pyelolithotomy
pyémie, pyemia
pylore, pylorus
pylorique, pyloric
pyloroplastie, pyloroplasty
pyocyanine bleue, gentian violet
pyodermite, pyoderma
pyogène, pyogenic
pyomètre, pyometra
pyométrie, pyometra
pyonéphrose, pyonephrosis
pyorrhée, pyorrhea
pyosalpinx, pyosalpinx
pyramidal, pyramidal
pyramide, pyramid
pyrexie, pyrexia
pyridoxine, pyridoxin
pyrogène, pyrogen
pyrosis, pyrosis
pyurie, pyuria

Q

quadriceps, quadriceps
quadriplégie, quadriplegia
qualifier, qualify
qualité de l'air, air quality
quantité, amount
quarantaine, quarantine
quatre pattes (à), on all fours
quatrième, fourth
quel que soit, regardless of
quelque chose, something
quérulence, querulousness
questionnaire à remplir, form to fill out
queue, tail
  – de cheval, cauda equina
quinquinisme, cinchonism
quinte de toux, coughing fit
quotidien, daily; every day
quotient, quotient
  – intellectuel (QI), intelligence quotient (IQ)

R

raccourcissement, shortening
racémeux, racemose
rachidien, spinal
rachis, spine
rachitisme, rickets
 – **vitaminorésistant**, resistant rickets; vitamin resistant rickets
racine, radix; root
 – **antérieure**, anterior root
 – **carrée**, square root
 – **dorsale**, dorsal root
raclement de gorge, clearing of throat
radial, radial
radiance, radiant energy
radiation, radiation
radical, drastic; radical
radicotomie, rhizotomy
radiculite, radiculitis
radioactif, radioactive
radioactivité, radioactivity
radiobiologie, radiobiology
radiographie, radiography; X-rays
radiologie, radiology
radiologiste, radiologist
radiologue, radiologist
radiomucite, radioepithelitis
radionucléide, radionuclide
radiosensibilité, radiosensitivity
radiothérapie, radiotherapy
radon 219, actinon
rage, rabies
raide, stiff
raideur, stiffness
 – **de la nuque**, stiff-neck
raison, sanity
râle, rale; rattle
 – **sous-crépitant**, subcrepitant rale
ralentissement, slackening
rameau, ramus
ramollissement, malacia; softening
ramper, creep
rang, grade
ranula, ranula
rapide, fast; quick
rappel, recall
rapport, connection; ratio; relation; relationship; report
 – **bénéfice / risque**, benefit-to-risk ratio
 – **coût-efficacité**, cost-effectiveness
 – **sexuel**, sexual intercourse
rapporter, mention
rare, scarce; sparse
raser, abrade
rash, rash
rassembler, gather
rate, lien; spleen
ration, intake
 – **alimentaire**, allowance
rationalisation, rationalization
 – **des soins**, managed care
rattacher, fasten
rauque, hoarse; husky; raucous
rayon, ray
 – **alpha**, alpha ray
 – **gamma**, gamma ray
 – **ultraviolet**, ultraviolet ray
 – **X**, X-ray
rayonnement, radiation; ray
 – **ionisant**, ionizing radiation
 – **mou**, soft radiation
réactif, reactive; reagent
réaction, reaction; response; test
 – **d'arrêt**, arousal response
 – **de fuite**, flight reaction
 – **d'éveil**, arousal reaction
 – **d'immunofluorescence**, fluorescent antibody test
 – **médicamenteuse**, drug reaction

réactivité, reactivity
réadaptation, rehabilitation
réalisé, carried out
réaliser, carry out; conduct; perform
réanimation, intensive care; resuscitation
– **(appareil de)**, life support machine
rebelle, intractable
rebond, rebound
rebouteux, bonesetter
recaptation, reuptake
récepteur, receptor
receptivité, susceptibility
récessif, recessive
récessus, recessive
recette, income
réchauffement climatique, global warming
recherche, research; search
– **bibliographique**, literature search
rechute, recurrence; relapse
récidive, recurrence
– **métastatique**, distant recurrence
récidiver, recur
récipient, container; dish; jar; vial
réclamation, complaint
réclamer, claim
recombinaison, recombination
recommandation, guideline
récompense, reward
reconnaissance, recognition
recouvrement, lap
recrutement, recruitment
rectal, rectal
rectite, proctitis
rectocèle, rectocele
rectocolite ulcéro-hémorragique, ulcerative colitis
rectoscopie, rectoscopy
rectosigmoïdectomie, rectosigmoidectomy
rectus abdominis (muscle), rectus abdominis muscle
recueil, compendium
recueillir, collate
récurer, scrub
récurrence, recurrence
recyclage, retraining
rédacteur en chef, editor
rédaction, editing
réduction, reduction
réductions budgétaires, budget cuts
réduit, scarce
réédition, reissue
rééducation, rehabilitation
réel, actual
réévaluation, reappraisal
réévaluer, reassess
référence, reference
réfléchir, think
réflexe, reflex
– **achilléen**, Achilles tendon reflex; ankle jerk
– **bicipital**, biceps reflex
– **conditionné**, conditioned reflex
– **cutané abdominal**, abdominal reflex
– **de la marche automatique**, stepping reflex
– **de préhension**, grasp reflex
– **du canif**, clasp knife reflex
– **gastrocolique**, gastrocolic reflex
– **médullaire**, spinal reflex
– **myotatique**, myotatic reflex; stretch reflex
– **nauséeux**, gag reflex
– **rotulien**, knee jerk reflex
– **tendineux**, jerk; tendon reflex
– **tricipital**, triceps reflex
réflexogramme, reflex time
– **achilléen**, Achilles reflex time
reflux, backflow; reflux
reformuler, restate
refoulement, repression

réfraction, refraction
réfrigération, refrigeration
refroidissement, cooling
refus, refusal
refuser, decline
réfuter, disprove
regard, gaze; look
régime, regimen
– **alimentaire**, diet
– **amaigrissant**, slimming diet
– **cétogène**, ketogenic diet
– **de retraite**, pension system
– **de retraite par répartition**, non-funded pension scheme
– **pauvre en graisses**, low-fat diet
– **sans sel**, salt-free diet
région, area; region
– **précordiale**, precordium
régional, regional
règle, rule
règlement des frais hospitaliers, hospital bill settlement
règles, menses
règne, kingdom
regorgement, overflow
régression, regression
régulation, control; regulation
– **négative**, down regulation
régurgitation, regurgitation
rein, kidney
– **en fer à cheval**, horseshoe kidney
réinhalation de l'air expiré, rebreathing
réintroduction, rechallenge
rejet, rejection
rejeter, discard
relâché, lax
relâchement, looseness
relargage, release; unloading
relation, connection; intercourse; relation; relationship
relaxine, relaxin
releveur, levator
remaniement, change
rembourser, refund; reimburse
remerciement, acknowledgment
remise à zéro, reset
rémission, remission
– **(être en)**, achieve remission
remplacement, replacement
remplir les conditions pour, qualify for
remplir un dossier, fill in
remplissage, filling
rénal, renal
rencontrer, encounter
rendement, efficiency; output; performance; yield
rendez-vous, appointment
– **(donner un)**, make a date
renforcement, strengthening
renforcer, reinforce
reniflement, sniffing
renifler, snort
rénine, renin
renouvellement, turnover
renversement, reversal; upset
répandu, widespread
réparation, repair
réparti, allocated
répartition, array; distribution
– **aléatoire**, random allocation
repas, meal
– **baryté**, barium enema
– **d'épreuve**, test meal
repère, landmark
répertoire, folder
répétition, rehearsal; repeat
repli, plica
replié, withdrawn
répondeur, answering machine
réponse, answer; response
– **immunologique**, immune response
repos, rest
– **(au)**, at rest
reposition, realignment
reprendre, resume
répression, repression
reproduction, reproduction

répulsif, repellent
réseau, lattice; net; network; rete
résecteur, resectoscope
résection, resection
réserve, store
  – alcaline, alkaline reserve
réservoir, pool; tank
résidu, remnent
  – vésical, residual urine; residue
résiduel, residual
résilier, cancel
résine, resin
  – échangeuse de cations, cation exchange resin
  – échangeuse d'ions, ion exchange resin
résistance, resistance
  – croisée, cross-resistance
  – globulaire (épreuve de la), osmotic fragility test
résistant aux médicaments, drug-fast
résolutif, resolvant
résolution, resolution
résonance, resonance
  – magnétique nucléaire (RMN), nuclear magnetic resonance (NMR)
respirateur, respirator
respiration, breath; breathing; respiration
  – de Kussmaul, air hunger
respiratoire, respiratory
responsabilité, liability
responsable, responsible
ressentir, feel
ressort, spring
ressource, resort
rester, remain
résultat, finding; issue
  – de laboratoire, lab finding
résultats biologiques, laboratory findings
résumé, abstract; summary; synopsis

retard, delay; lag; long-acting; retardation
  – staturopondéral, retarded growth
retenir son souffle, hold one's breath
rétention, retention; trapping
réticence, reluctance
réticulaire, reticular
réticulé, reticular; reticulate
réticulocyte, reticulocyte
réticulocytose, reticulocytosis
réticulo-endothélial, reticulo-endothelial
réticulosarcome, reticulum cell sarcoma
réticulose, réticulosis
réticulum endoplasmique, endoplasmic reticulum
rétine, retina
rétinite, retinitis
rétinoblastome, retinoblastoma
rétinopathie, retinopathy
retirer, take off
retombées radioactives, nuclear fallout
retour, return
  – de couches, resumption of menses
rétracteur, retractor
rétraction, retraction
retrait, removal; withdrawal
  – du médicament, drug withdrawal
retraite, old age pension; retirement
  – par capitalisation, funded pension
  – par répartition, pay-as-you-go
retraité, pensioner; retired
rétrécissement, shrinkage; stenosis; stricture
  – aortique, aortic stenosis
  – mitral, mitral stenosis
  – pulmonaire, pulmonary stenosis

rétroaction, biofeedback; feedback
rétrocontrôle, feedback
rétrograde, retrograde
rétropéritonéal, retroperitoneal
rétropharyngé, retropharyngeal
rétropharyngien, retropharyngeal
réunion, meeting
réussite, success
rêve, dream
réveil, awakening; waking
revenu, income
revêtement, coat; investment; lining
revue, review
– **spécialisée**, journal
révulsion, counter irritation
rez-de-chaussée, ground floor
rhagade, rhagade
rhinite, rhinitis
rhinopharyngien, nasopharyngeal
rhinoplastie, rhinoplasty
rhinorrhée, rhinorrhea
rhinoscopie, rhinoscopy
rhizomère, dermatome
rhizotomie, rhizotomy
rhodopsine, rhodopsin
rhomboïde, rhomboid
rhumatismal, rheumatic
rhumatisme, rheumatism
– **articulaire aigu**, rheumatic fever
rhume, cold
– **des foins**, hay fever
riboflavine, riboflavin
ribonucléase, ribonuclease
ribonucléique (acide) (ARN), ribonucleic acid (RNA)
ricin, castor bean
rickettsie, rickettsia
rictus sardonique, risus sardonicus
ridé, wrinkled
rideau, curtain
rigidité, rigidity
– **cadavérique**, rigor mortis
– **de décérébration**, decerebrate rigidity
rincer, wash out
rire, laugh
risque, hazard; risk
robe, gown
robinet, tap
robuste, tough
rocher, petrous bone
Roentgen, Roentgen
ronchus, rhonchus
rond, round
ronfler, snore
ronger, abrade
rongeur, rodent
ROR vaccin (rougeole, oreillons, rubéole), MMR vaccine (measles, mumps, rubella)
roséole, roseola
rotation, rotation
rotule, knee cap; patella
roue dentée, cog wheel
rougeole, measles; morbilli
rougeur, flush; redness
rougir, blush
route, road
ruban, ribbon
– **adhésif**, adhesive tape
rubéfiant, rubefacient
rubéole, German measles; rubella
rude, harsh
rugine, rugine
rugueux, rough
rupia, rupia
rupture, breakdown; disruption; rupture
rythme, pace; rhythm
– **circadien**, circadian rhythm
– **de galop**, cantering rhythm

S

sable, sand
sac, bag; sac
saccharine, saccharin
saccoradiculographie, saccoradiculography
s'accroupir, squat
sacralisation, sacralization
sacré, sacral
sacrum, sacrum
sadisme, sadism
sage, wise
sage-femme, midwife
sagittal, sagittal
saignée, blood letting
saignement, bleeding
saillant, bulging
sain, sound
  – d'esprit, sane
Saint-Guy (danse de), Saint Vitus' dance
salaire, wage
sale, dirty
salidiurétique, saluretic
salin, saline
salivation, salivation
salive, saliva
salle d'hôpital, ward
salpingectomie, salpingectomy
salpingite, salpingitis
salpingographie, salpingography
salpingostomie, salpingostomy
sanatorium, sanatorium
sang, blood
sangle, strap
sanglot, sob
sangsue, leech
sanieux, sanious
sans-abri, homeless
santé, health
  – (mauvais état de), ill-health
saphène, saphena
saponification, saponify
saprophyte, saprophyte
sarcoïde, sarcoid
sarcoïdose, sarcoidosis
sarcolemme, sarcolemma
sarcome, sarcoma
sartorius (muscle), sartorius muscle
satiété, satiety
satisfaction, gratification
satisfaisant, adequate
saturation, saturation
saturnisme, lead poisoning; plumbism
saut, jump
  – de ligne, line break
  – de page, page break
sauter à cloche-pied, hop
sauvage, wild
sauvegarde informatique, data backup
sauvetage, rescue
saveur, flavor; taste
savon, soap
scabies, scabies
scalp, scalp
scalpel, scalpel
scaphocéphalie, scaphocephaly
scaphoïde carpien, scaphoid bone
scaphoïdite tarsienne, Köhler's disease
scapulaire, shoulder
scapulalgie, scapulalgia
scarification, scarification
scarlatine, scarlet fever
scellés, seals
schéma, chart; design; diagram; outline; pattern; schedule
  – corporel, body image
schistocyte, schistocyte
Schistosoma, Bilharzia
schistosomiase, schistosomiasis

schizocyte, schistocyte
schizophrénie, schizophrenia
Schwann (gaine de), neurilemma
sciatalgie, sciatica
sciatique, sciatica
scie, saw
science, science
sciences physiques, physical science
scintigraphie, scan; scintigraphy
 – **osseuse**, bone scan
scintillation, scintillation
scissiparité, binary fission
scissure, fissure; sulcus
sclérite, scleritis
sclérodactylie, sclerodactylia
sclérodermie, sclerodermia
 – **circonscrite**, morphea
sclérose, sclerosis
 – **en plaques**, disseminated sclerosis; multiple sclerosis
 – **latérale amyotrophique**, amyotrophic lateral sclerosis
sclérotique, sclera; sclerotic
sclérotiques bleues, blue sclerotics
sclérotomie, sclerotomy
scolex, scolex
scoliose, scoliosis
scopophilie, scopophilia
scorbut, scurvy
score, score
scotome, scotoma
scrotal, oscheal; scrotal
scrotum, scrotum
scrutin, ballot
scybales, scybalum
seau, bucket
sébacé, sebaceous
séborrhée, seborrhea
sec, dry
sécable, divisible
sécheresse, drought
séchoir, dryer
secousse, jerk
 – **musculaire**, twitch
sécrétine, secretin
sécrétion, secretion
section, cutting; section
sécurité, reliability; safety
 – **routière**, road safety
 – **sociale**, National Health Service (NHS)
sédatif, depressant; sedative
segment de Fowler, segmentum apicale
segmentaire, segmental
segmentation, cleavage
ségrégation, segregation
sein, breast
séjour, stay
sel, salt
sélection, selection
selle (aller à la), stools (pass)
selles, feces; stools
 – **noires**, black stools
selon, according to
sels biliaires, bile salts
semaine, week
semestriel, half yearly
semi-lunaire, semilunar
 – **(os)**, lunate bone
séminome, seminoma
sénescence, senescence
sénile, senile
sénilité, senility
sens, sense
 – **des aiguilles d'une montre (dans le)**, clockwise
sensation, feeling; sensation
sensé, sensible
sensibilisation, sensitization
sensibilisé, sensitized
sensibiliser, prime
sensibilité, sense; sensibility; sensitivity; susceptibility
sensible, responsive; sensible; sensitive; tender
sensitif, sensitive
 – **(nerf)**, sensory nerve
sensoriel, sensorial
sentiment, feeling

séparation, parting
séparé, apart
sepsie, sepsis
septicémie, septicemia
septicopyohémie, pyemia
septique, septic
septum, septum
séquelle, after-effect; sequela
séquence, sequence
séquestre, sequestrum
séreux, serous
série, cluster; panel; series; set
sérié, serial
seringue, syringe
serment d'Hippocrate, Hippocratic oath
sérosité, serosity
sérothérapie, serotherapy
sérotonine, serotonin
serpent, snake
serpentin, coil
serpigineux, serpiginous
serré, tight
sérum, serum
  – antilymphocytaire, antilymphocyte serum
  – physiologique, physiological saline
service, ward
  – d'assistance téléphonique, hotline
  – des urgences, casualty department
serviette hygiénique, pad; sanitary towel
sessile, sessile
seuil, threshold
  – rénal, renal threshold
seul, single
sévère, grim; harsh
sévices, abuse; maltreatment
sevrage, weaning; withdrawal
sexe, sex
sex-ratio, sex ratio
shunt, shunt
si besoin, where relevant
sialadénite, sialadenitis
sialagogue, sialogogue
sialolithe, sialolith
sialorrhée, polysialia; ptyalism
SIDA, AIDS
sidération médullaire, spinal shock
sidérophiline, iron binding protein
sidérose, siderosis
siège, breech; headquarters; seat
sieste, nap
sifflement, whistle
  – respiratoire, wheeze
sigmoïde, sigmoid
sigmoïdoscopie, sigmoidoscopy
sigmoïdostomie, sigmoidostomy
signal, cue; signal
  – d'alarme, warning signal
signe, sign; symptom
  – de correction, proof correction mark
  – du lacet, capillary fragility test
signes cliniques, clinical signs
signes physiques, manifestations; objective signs
significatif, meaningful; significant
signification, meaning
  – (sans), meaningless
silencieux, silent
silhouette, shadow
silicose, grinders' disease; silicosis
sillon, furrow; groove; sulcus
simple, plain; simple
simulateur, simulator
simulation, malingering; simulation
simulie, black fly
simultané, concurrent
sinapisme, mustard plaster
sinistre, grim
sinistrocardie, sinistrocardia
sino-auriculaire, sinoatrial
  – nœud, sinoatrial node
sinus, antrum; sinus
  – caverneux, cavernous sinus
  – de la face, paranasal sinus

– **pilonidal**, pilonidal cyst
– **sphénoïdal**, sphenoidal sinus
sinusite, sinusitis
sinusoïdal, sinusoid
sinusoïde, sinusoid
sirop, syrup
siroter, sip
site, site
situation matrimoniale, marital status
smegma, smegma
SNC (système nerveux central), CNS (central nervous system)
sodoku, rat bite fever
soif, thirst
soignant, caregiver; carer
soins, care
– **à domicile**, home care
– **infirmiers**, nursing
– **médicaux**, healthcare
– **palliatifs**, terminal care
soir, evening
sol, ground ; soil
soléaire (muscle), soleus muscle
soleil, sun
soleus (muscle), soleus muscle
solide, firm; solid; steady
solution, solution
– **salée**, saline
solvant, solvent
somatique, somatic
somme forfaitaire, flat fee; lump sum
sommeil, sleep
– **à ondes lentes**, slow wave sleep
– **à rattraper**, catch-up sleep
– **(cure de)**, sleep treatment
– **(maladie du)**, sleeping sickness
– **paradoxal (SP)**, REM sleep (REMS)
sommet, apex
somnambulisme, sleep-walking; somnambulism
somnifère, hypnotic; sleeping pill; soporific
somnolence, drowsiness
somnolent, drowsy
son, sound
sondage, probing
– **d'opinion**, pole
sonde, catheter; probe; sound; tube
– **à ballonnet**, cuffed tube
– **à demeure**, indwellling catheter
– **cannelée**, grooved director
– **naso-œsophagienne**, nasogastric tube
sonnette, emergency buzzer
soporifique, soporific
sort, fate
sortie de l'hôpital, discharge
souche, stem; strain
souci, worry
souffle, blast; bruit; murmur
– **cardiaque**, heart murmur
– **carotidien**, carotid bruit
– **de vie**, breath of life
– **tubaire**, bronchial breathing
soufflet, bellows
souffrance, distress
– **fœtale**, fetal distress
souffrir, suffer
– **le martyre**, agonize
soufre, sulfur
souhait, wish
souiller, soil
soulagement, relief
– **de la douleur**, pain relief
soulager, relieve
soulever, lift
souligner, underline
soupir, sigh
source, source
– **thermale**, spa
sourcil, brow; eyebrow; supercilium
sourd, deaf; dull
sourd-muet, deaf-mute

souris, mouse
– **articulaire**, joint mouse
sous-, infra-; under-; sub-
sous-alimentation, malnutrition
sous-arachnoïdien, subarachnoid
sous-diaphragmatique, subphrenic
sous-dural, subdural
sous-épineux, infraspinous
sous-jacent, subjacent; underlying
sous-liminaire, subliminal
sous-maxillaire, submaxillary
sous-muqueux, submucous
sous-phrénique, subphrenic
sous-sol, basement
sous-titre, subheading
sous-total, subtotal
sous-unité, subunit
sous-vêtement, underwear
soutenu, sustained
soutien, support
soutien-gorge, bra
souvenir, mind; remembrance
sparadrap, adhesive tape; sticking plaster; strap
spasme, spasm
– **carpopédal**, carpopedal spasm
– **de torsion**, torsion spasm
– **du sanglot**, breath holding spell
spasmolytique, spasmolytic
spasticité, spasticity
spastique, spastic
spatule, spatula
spécifique, specific
spécimen, specimen
spectaculaire, dramatic
spectre, spectrum
– **d'action**, action spectrum
– **de puissance**, power spectrum
spectrométrie, spectrometry
spectroscope, spectroscope
spéculum, speculum
spermatocèle, spermatocele
spermatogenèse, spermatogenesis
spermatozoïde, spermatozoon; zoosperm
sperme, semen; seminal fluid; sperm
spermicide, spermicide
spermogramme, semen analysis
sphérocyte, spherocyte
sphérocytose, spherocytosis
sphinctérotomie, sphincterotomy
sphygmographe, sphygmograph
sphygmomanomètre, sphygmomanometer
spica, spica
spicule, spicule
spinal, spinal
– **(nerf)**, spinal nerve
spirographe, spirograph
spiromètre, spirometer
splanchniques (nerfs), splanchnic nerves
spleen, spleen
splénectomie, splenectomy
splénique, lienal; splenic
splénomégalie, splenomegaly
spondylarthrite ankylosante, ankylosing spondylitis
spondylite, spondylitis
spondylolisthésis, spondylolisthesis
spondylolyse, spondylolysis
spongieux (os), cancellous bone
spongiose, spongiosis
spontané, spontaneous
sporadique, sporadic
sporotrichose, sporotrichosis
sport, sport
spume, foam
squame, squama
squameux, squamous
squelette, skeleton
squirrhe, scirrhus
stade, stage
– **phallique**, phallic phase
stadification, staging
standard, standard
standardiste, switchboard operator

stapédectomie, stapedectomy
stapedius (muscle), stapedius muscle
stapes, stapes
staphylome, staphyloma
staphylorraphie, staphylorrhaphy
stase, stasis
statique, static
statistiques, casuistics; statistics
stature, stature
status, status
stéatome, steatoma
stéatorrhée, steatorrhea
stéatose, steatosis
Steinert (maladie de), myotonia dystrophica; Steinert's disease
stellaire, star
  – (ganglion), stellate ganglion
sténose, narrowing; stenosis; stricture
steppage, drop foot gait; equine gait
stercobiline, stercobilin
stercolithe, stercolith
stéréognosie, stereognosis
stérile, bland; sterile
stérilet, coil; device; intrauterine contraceptive device
stérilisation, sterilization
stérilité, infertility; sterility
  – féminine, acyesis
sternal, sternal
stéroïde, steroid
  – anabolisant, anabolic steroid
stérol, sterol
stéthoscope, stethoscope
stigmate, stigma
stimulant, stimulant
stimulateur cardiaque, pacemaker
stimulation, stimulation
stimulus, stimulus
stockage, storage
stomatite, stomatitis
  – aphteuse, aphthous stomatitis
  – gangréneuse, cancrum oris
strabisme, squint; strabismus
  – convergent, cross-eye
strangulation, strangulation
stratifié, stratified
stratum, stratum
  – granulosum, granular layer
stress, stress
striction, stricture
strie, streak; stria
  – Z, Z band
stroma, stroma
structure, framework; structure
  – de soins, preferred provider organizations (USA)
stupéfiant, narcotic
stupeur, stupor
stylet, probe; stylet
stylo à bille, ballpoint
subaigu, subacute
subclavier, subclavian
subérose, cork handler's disease; suberosis
subit, sudden
subjectif, subjective
subliminal, subliminal
sublingual, sublingual
subnormal, subnormal
substance, matter; substance
  – blanche, white matter
  – grise, gray matter
  – grise périaqueducale, periaqueducal gray matter
substitutif, substitute
substrat, substrate
subvention, grant
suc, juice
  – gastrique, gastric juice
successif, sequential
succion, sucking
succussion, succussion
sucre, sugar
sucré, sweet
sudamina, sudamina
sudation, sweating
sueur, sweat
sueurs nocturnes, night sweat

suggestibilité, suggestibility
suggestif, telltale
suicide, suicide
suie, soot
suintement, oozing
suite de couches, puerperium
suivi, follow-up
sujet, subject; topic
sulcus, sulcus
sulfamide, sulfonamide
superfécondation, superfecundation
superficiel, acrotic
supérieur, superior; upper
supination, supination
supplément détachable, pull out
support, support
 – **technique**, support
supposer, assume
suppositoire, suppository
suppression, suppression
supprimer, delete
suppuration, suppuration
suppuré, purulent
suppurer, fester
sûr, safe; secure
suractivité, overactivity
sural, sural
suralimentation, overfeeding
surcharge, overloading
 – **pondérale**, overweight
surchauffé, overheated
surcompensation, overcompensation
surconsommation, overconsumption
surdité, deafness; hearing loss
surdosage, overdosage; surdose
surdose, overdose
surexposition, overexposure
surface, surface
 – **corporelle**, body surface area
surfactant, surfactant
surjet, running suture
surmenage, fatigue; overstrain; overstress
surmené, overworked
surpeuplement, crowding
surrénale (glande), adrenal gland
surrénalectomie, adrenalectomy
surrénalien, adrenal
sursauter, startle
surveillance, monitoring
 – **des convalescents**, after-care
surveillante, head nurse; nurse manager
survenue, occurrence
survie, survival
susceptibilité, susceptibility
sus-orbitaire, supraorbital
suspension, suspension
 – **d'activité**, abeyance
sus-pubien, suprapubic
suture, stitch; suture
 – **coronale**, coronal suture
 – **dentée**, serrated suture
 – **sagittale**, sagittal suture
sycosis, sycosis
 – **trichophytique**, barber's itch
symbiose, symbiosis
symbole, icon
symétrie, symmetry
sympathectomie, sympathectomy
symphyse, symphysis
symptomatologie, symptomatology
symptôme, sign; symptom
 – **révélateur**, presenting symptom
synapse, synapse
synarthrose, synarthrosis
synchondrose, synchondrosis
synchronisation, synchronization
syncope, faint; syncope
 – **par hyperexcitabilité du sinus carotidien**, carotid sinus syncope
syndrome, syndrome
 – **canalaire**, entrapment neuropathy
 – **de chasse**, dumping syndrome

– de manque, withdrawal syndrome
– de Silverman, battered child syndrome
– d'écrasement, crush syndrome
– des enfants battus, battered child syndrome
– d'immunodéficience acquise (SIDA), Acquired Immunedeficiency Syndrome (AIDS)
– du cimeterre, scimitar syndrome
– du vol de la subclavière, subclavian steal syndrome
synéchie, synechia
synergie, synergy
synovectomie, arthrectomy; synovectomy
synovite, synovitis
synthèse, review
synthétique, synthetic
syphilide, syphilide
syphilis, lues; syphilis
syringomyélie, syringomyelia
systématique, routine
système, system
– ABO, ABO system
– de cotation, rating system
– de contrôle de la qualité, quality system
– d'exploitation, operating system
– métrique, metric system
– nerveux autonome, autonomic nervous system
– nerveux central (SNC), central nervous system (CNS)
– nerveux sympathique, sympathetic nervous system
systémique, systemic
systole, systole
systolique, systolic

T

tabagisme, smoking
  – passif, passive smoking
tabatière anatomique, anatomical snuff-box
tabès, tabes
table, table
  – d'examen, examination couch
tableau, board; panel; table
  – clinique, clinical pattern
tablette, tablet
tablier, apron
tabouret, stool
tache, blot; dot; macula; spot
  – aveugle, blind spot
  – de rousseur, ephelis; freckle
tâche, task
tacheture, mottling
tachycardie, tachycardia
tact, touch
tactile, tactile
tænia, tapeworm
taie, nebula
taille, height; size; stature; waist
talon, heel
talus, talus
tamis, sieve
tampon, buffer; plug; tampon; wad
  – d'ouate, pledget
tamponnade, tamponade
tamponnement, pack
tapis roulant, treadmill
tapotement, tapping
taraud, screw tap
tardif, late
tare, defect
tarification, price setting
tarsal, tarsal
tarsalgie, tarsalgia
tarse, tarsus
tarsectomie, tarsectomy
tarsien, tarsal
tarsoplastie, tarsoplasty
tarsorraphie, tarsorrhaphy
tartre, tartar
  – dentaire, dental calculus
tasse, cup
taurocholique (acide), taurocholic acid
taux, rate
  – de croissance, growth rate
  – de masculinité, sex ratio
  – de mortalité, death rate
  – de mortalité clinique, case-fatality rate
  – de natalité, birth rate
  – de survie à un an, one year survival rate
  – d'occupation des lits, bed occupancy rate
taxinomie, taxinomy
technique, method; technique
tégument, integument; tegument
teigne, ringworm; tinea
teint, complexion
teinture, tincture
télangiectasie, telangiectasis
télécharger, download
télécommande, remote control
télémétrie, telemetry
télépathie, telepathy
téléphone portable, cellular
témoin, control; witness
tempe, temple
tempérament, temperament
température, temperature
temporal, temporal
temps, time; weather
  – complet (à), full-time
  – de saignement, bleeding time
  – réel, real time
tendance, propensity; trend

tendinite, tendinitis
  – de la coiffe des rotateurs, impingement syndrome
tendon, sinew; tendon
ténesme, tenesmus
teneur, content
tenir, hold
tennis elbow, epicondylitis
ténoplastie, tenoplasty
ténorraphie, tenorrhaphy
ténosynovite, tenosynovitis
ténotomie, tenotomy
tenseur, tensor
tensio-actif, surface active; tensioactive
tension, pressure; tension; voltage
  – artérielle, blood pressure
tente, tent
  – à oxygène, oxygen tent
ténu, tenuous
tenue, suit
tératogène, teratogen
tératome, teratoma
térébrant, terebrant
terme (à), full-term
terminaison, end; ending
  – d'un nerf afférent, end organ
terminé, over
terminologie, terminology
terrain (sur le), field (in the)
terre, earth; soil
terreur nocturne, night terror
tertiaire, tertiary
test, test
  – à l'antiglobuline, antiglobulin test
  – de Coombs, Coombs'test
  – de fixation du complément, complement fixation test
  – d'innocuité, safety test
  – percutané, patch test
  – T de Student, T test
testament, will
testicule, orchis; testicle; testis
testostérone, testosterone
tétanie, tetany
tétanisation, tetanization
tétanos, tetanus
tête, caput; head
tête-bêche, head to tail
tétracycline, tetracycline
tétradactyle, tetradactylous
tétraplégie, quadriplegia; tetraplegia
texte, copy
thalamus, thalamus
thalassémie, Mediterranean anemia; thalassemia
thalassothérapie, thalassotherapy
thalidomide, thalidomide
thécome, thecoma
théorie, theory
thèque, theca
thérapeutique, therapeutic; therapeutics
thermalisme, balneology
thérapie, therapy
thermographie, thermography
thermolabile, thermolabile
thermomètre, thermometer
thermophile, thermophilic
thermostat, thermostat
thiamine, thiamine
thoracique, thoracic
thoracocentèse, thoracocentesis
thoracoplastie, thoracoplasty
thoracoscopie, thoracoscopy
thoracotomie, thoracotomy
thorax, breast; chest; pectus
  – en carène, pigeon chest
  – en entonnoir, funnel chest
thréonine, threonine
thrombectomie, thrombectomy
thrombine, thrombin
thromboangéite, thromboangiitis
thromboartérite, thromboarteritis
thrombocyte, platelet; thrombocyte
thrombocytopénie, thrombocytopenia; thrombopenia
thrombokinase, thrombokinase
thrombolytique, thrombolytic

thrombopénie, thrombocytopenia; thrombopenia
thrombophlébite, phlebothrombosis; thrombophlebitis
thromboplastine, thromboplastin
thrombose, thrombosis
thymectomie, thymectomy
thymie, mood
thymine, thymine
thymoanaleptique, antidepressant
thymocyte, thymocyte
thymome, thymoma
thymus, thymus
thyréostimuline, thyrotrophin hormone (TSH)
– **(TSH)**, thyroid stimulating hormone (TSH)
thyréotoxicose, thyrotoxicosis
thyréotrope (hormone), thyroid stimulating hormone (TSH); thyrotrophin hormone
thyroïde, thyroid
thyroïdectomie, thyroidectomy
thyroïdien, thyroid
thyroxine, thyroxine
tibia, shin; tibia
tibial, cnemial
tic, tic
tiède, tepid
tiers payant, third party payer
tige, shaft; stalk; stem
timbre, patch
tinnitus, tinnitus
tique, tick
tirage, printing; run
tire-veine, stripper
tiré à part, offprint
tirer, pull
tiret, dash
tiroir, drawer
tissu, tissue
– **conjonctif lâche**, areolar tissue
titrage, titration
titre, headline; titre
– **courant**, running head
titubant, staggering
tocographie, tocography
tocophérol, tocopherol
toile, tela; web
toilettes, facilities
toise, tape mesure
toit, roof; tectum
tolérance, safety; tolerance
tomodensitométrie, CTscan
tomographie, tomography
– **par émission de positons**, PET scan
ton, tone
tondeuse, clippers
tonique, tonic
tonneau, barrel
tonomètre, tonometer
tonsille, tonsil
tonsillectomie, tonsillectomy
tonsillite, tonsillitis
tonus, tone
topique, topical
topographie, topography
torpeur, torpor
torpide, indolent
torsade de pointe, twisting spike; wave burst
torse, torso
torsion, torsion
tort ou à raison (à), rightly or wrongly
torticolis, torticollis; wryneck
tortiller (se), squirm
totalement, thoroughly
touche, key
toucher, touch
– **rectal**, rectal digital examination
touffe, tuft
tour (de poitrine ou de taille), girth
– **de hanches**, hip girth
tourbillon, eddy
tournée, round
tourner, whirl
tournesol, litmus

tourniole, run-around
tourniquet, tourniquet
tous les deux jours, every other day
tout à l'heure, presently
tout ou rien (loi du), all-or-none law
toux, cough
toxémie, toxemia
toxicologie, toxicology
toxicomane, addict
toxicomanie, addiction; drug addiction
– **à la colle**, glue sniffing
toxicose, toxicosis
– **alimentaire**, food poisoning
toxidermie, drug eruption
toxine, toxin
toxique, toxic
toxoplasmose, toxoplasmosis
trabécule, trabecule
trabéculotomie, trabeculotomy
tracé, record
– **plat**, flat record
traceur, tracer
trachée, trachea; windpipe
trachéite, tracheitis
trachélorraphie, trachelorrhaphy
trachéobronchite, tracheobronchitis
trachéostomie, tracheostomy
trachéotomie, tracheotomy
trachome, trachoma
traction, traction
tractus, apparatus; tract
– **uvéal**, uveal tract
tragus, tragus
traîner, drag
trait, trait
– **d'union**, hyphen
traitement, course; management; processing; therapy; treatment
– **de texte**, word processing
– **des données**, data processing
– **hormonal substitutif**, hormone replacement therapy
– **substitutif**, replacement therapy
– **substitutif de la ménopause**, estrogen replacement therapy
traiter un problème, deal with
trajet, course
tranchant, cutting
tranche, slice
tranchées utérines, after-pains
tranquillisant, tranquilizer
transabdominal, transabdominal
transaminase, transaminase
transdermique, transdermal
transe, trance
transfert, transference
– **d'énergie**, energy transfer
transfusion, transfusion
transit intestinal, bowel habit
transmis, borne
– **par vecteur**, vector borne
transplant, transplant
transplantation, graft; grafting; transplantation
transports (mal des), motion sickness
transposition, transposition
transsudation, transudation
transversal, transverse
transverse, transverse
transvestisme, transvestism
trapèze, trapezium; trapezius
trapézoïde, trapezoid
trauma, trauma
traumatisme, injury; trauma
– **crânien**, head injury
travail, labor; work
– **posté**, shift work
travailleur, worker
travaux ménagers, chores
travestissement, transvestism
trébucher, stumble
trématode, fluke; trematoda
tremblement, quiver; shake; tremor
– **de repos**, passive tremor
– **d'intention**, action tremor

– **intentionnel**, intention tremor
trempé, soaked
tremper, drench
trépanation, trephining
tresse, braid; plait
triangle, trigone
– **de Scarpa**, femoral triangle
triceps, triceps
trichiasis, trichiasis
trichinose, trichinosis
trichobézoard, hair ball
trichocéphale, whipworm
trichophytie, trichophytosis
trigéminal, trigeminal
trigéminé, trigeminal
trigone, fornix; trigone
trijumeau (nerf), trigeminal nerve
trimestriel, quarterly
triple retrait (réflexe), withdrawal reflex
triplégie, triplegia
triplés, triplets
triploïde, triploid
trismus, lockjaw; trismus
trisomie, trisomy
– **21**, Down's syndrome
tristesse, sadness
trocart, trocar
trochanter, trochanter
trochléaire, trochlear
trochlée, trochlea
troisième, third
trompe, tube
– **auditive (d'Eustache)**, pharyngotympanic tube
tronc, troncus; trunk
– **artériel brachiocéphalique**, innominate artery
– **cérébral**, brain stem
tronculaire, truncal
trophique, trophic
trophoblaste, trophoblast
trou, foramen; gap; hole; pit; pore
– **de Botal**, foramen ovale
– **de mémoire**, blank
– **nourricier**, nutrient foramen
– **occipital**, foramen magnum
– **pratiqué avec une fraise**, burr hole
trouble(s), affection; disorder; disturbance; trouble
– **cognitifs**, cognitive disorders
– **de l'alimentation**, eating disorder
– **déficitaire de l'attention avec hyperactivité**, attention-deficit hyperactivity disorder
– **du comportement**, behavior disorder
– **fonctionnel**, functional disorder
– **intestinal**, bowel disorder
– **obsessionnel compulsif (TOC)**, obsessive-compulsive disorder (OCD)
– **thymique**, affective disorder
trousse, kit
trypanosomiase, trypanosomiasis
trypsine, trypsin
trypsinogène, trypsinogen
tryptophane, tryptophan
tubage, intubation
tubaire, tubal
tube, salpinx; tube; vial
– **digestif**, alimentary tract; gastrointestinal tract
– **séminifère**, seminiferous tubule
tubercule, clavus; tubercle; tuberculum
tubercules quadrijumeaux, quadrigemina bodies
tuberculeux, tuberculous
tuberculide, tuberculid
tuberculine, tuberculin
tuberculome, tuberculoma
tuberculose, tuberculosis
tubérosité, tuberosity
tubo-ovarien, tubo-ovarian
tubulaire, tubular
tubule, tubule
tubulé, tubular

tularémie, tularemia
tuméfaction, swelling; tumefaction
tumeur, tumor
  – à myéloplaxes, osteoclastoma
tunique, tunica
tunnel, tunnel
turbinectomie, turbinectomy
turbulence, boisterousness
turgescence, turgor
turgescent, turgid
tutelle, guardianship
tuyau, pipe
tympan, ear drum; tympanum
tympanique, tympanic
tympanite, myringitis; tympanitis
tympanoplastie, tympanoplasty
typage, typing
type, type
typhoïde (fièvre), typhoid fever
typhus, typhus fever
  – exanthématique, mite fever
tyrosine, tyrosine

U

ulcérant, ulcerative
ulcératif, ulcerative
ulcération, canker
ulcère, ulcer
  – gastro-duodénal, peptic ulcer
ultrason, ultrasound
ultrasonographie, ultrasonography
unciforme, hooklike; unciform
uncinariose, uncinariasis
unicellulaire, unicellular
unilatéral, unilateral
union, union
uniovulaire, uniovular
unipare, uniparous
unipolaire, monopolar
unique, single
unité, unit
  – de soins intensifs, intensive care unit
  – motrice, motor unit
universitaire, academician; scholar
urate, urate
urée, urea
uréique, urea
urémie, blood urea; uremia
urétéral, ureteral; ureteric
uretère, ureter
urétérectomie, ureterectomy
urétérique, ureteral
urétérite, ureteritis
urétérocèle, ureterocele
urétérolithe, ureterolith
urétérolithotomie, ureterolithotomy
urétérovaginal, ureterovaginal
urétérovésical, ureterovesical
uréthral, urethral
uréthre, urethra
uréthrite, urethritis
urétral, urethral
urètre, urethra
urétrite, urethritis
urétrocèle, urethrocele
urétrographie, urethrography
urétroplastie, urethroplasty
urétroscope, urethroscope
urétrotomie, urethrotomy
urgence, emergency
urinaire, urinary
urine(s), urine
  – à odeur de sirop d'érable (maladie des), maple syrup urine disease
  – du milieu du jet, midstream urine
urinifère, uriniferous
urinomètre, urinometer
urique, uric
urobiline, urobilin
urobilinogène, urobilinogen
urochrome, urochrome
urogénital, urogenital
urographie, urography
urolithe, urolith
urologie, urology
urologue, urologist
urticaire, hives; nettle rash; urticaria
usage détourné, misuse
usage unique (à), single use; disposable
user, wear
usine, factory
utérin, uterine
utérovésical, uterovesical
utérus, hystera; metra; uterus; womb
  – rétrofléchi, retroflexed uterus
utile, helpful; useful
utilisateur, user
utilisation en ville, community use

utricule, utricle
uvée, uveal tract
uvéite, uveitis
uvula, uvula
uvulectomie, uvulectomy
uvulite, uvulitis

V

vacances, vacation
vaccin, vaccine
vaccination, vaccination
vaccine, cowpox; vaccinia
vache folle (maladie de la), mad cow disease
vacuole, vacuole
vagal, vagal
vagin, vagina
vaginal, vaginal
vaginisme, vaginismus
vaginite, colpitis; vaginitis
vagissement(s), vagitus
vagitus, vagitus
vagotomie, vagotomy
vague (nerf), pneumogastric nerve; vagus nerve
vaisseau, vas; vessel
  – **coronaire**, coronary vessel
valable, valid
valeur, value
  – **nutritive**, food value
valgus, valgus
valine, valine
valise, suit case
valve, cusp; valve
  – **aortique**, aortic valve
  – **mitrale**, bicuspid valve
valves des valvules cardiaques, leaflets of heart valves
valvule, valvula
  – **iléo-cæcale**, ileocecal valve
  – **mitrale**, mitralvalve
  – **tricuspide**, tricuspid valve
valvulotomie, valvulotomy
vapeur d'eau, steam
vapeurs, fumes
vaporisateur, nebulizer
variable, variable
  – **aléatoire**, random variable
variation, variation
varice, varix
varicelle, chickenpox; varicella
varicocèle, varicocele
varier de ... à, range from...to
variole, smallpox; variola
variqueux, varicose
varus, varus
vasculaire, vascular
vascularite, vasculitis
vasectomie, vasectomy
vaseline, petroleum jelly
vasoconstriction, vasoconstriction
vasodilatation, vasodilatation
vasomoteur, vasomotor
vasopressine, vasopressin
vasospasme, vasospasm
vasovagal, vasovagal
vecteur, vector
vécu, awareness
végétation, vegetation
végétations adénoïdes, adenoids
veille, wakefulness; waking
veilleuse, night light
veine, vein; vena
  – **basilique**, basilic vein
veineux, venous
veinographie, venography
veinotonique, phlebotonic
veinule, venula
vélocimétrie, velocimetry
velu, hairy
venin, poison; venom
vente, sale
ventilateur, fan
ventilation, breathing; ventilation
  – **assistée**, assisted ventilation
ventouse, cupping glass
ventral, ventral
ventre, belly
  – **de bois**, wooden belly
ventricule, ventricle
  – **unique**, single ventricle

ventriculographie, ventriculography
ver, worm
  – de Guinée, guineaworm
verge, penis
vergeture, stria
vérification, check
vérifier, check for
véritable, actual
vérité, truth
vermifuge, anthelmintic; vermifuge
vermineux, verminous
vérole, pox
verrouillage (syndrome de), locked-in syndrome
verre, glass
  – dépoli, ground glass
verrue, verruca; wart
  – plantaire, plantar wart
vers le bas, down
verser, pour
version, version
vertèbre, spondyle; vertebra
vertex, vertex
vertical, vertical
vertige, dizziness; vertigo; giddiness
vésical, vesical
vésicant, vesicant
vésicovaginal, vesicovaginal
vésicule, bladder; blister; bulla; vesicle
  – biliaire, gallbladder
  – ombilicale, yolk sac
vésiculite, vesiculitis
vessie, bladder; urinary bladder; vesica
veste, jacket
vestibulaire, vestibular
vestibule, vestibule
vestigial, vestigial
vêtement(s), article of clothing; garment; clothes
veuve, widow
viable, viable
viande, meat
vibration, vibration
vicariant, vicarious
victime, casualty
vidange, emptying
vide, empty; void
vie, life
  – privée, privacy
vieillesse, old age
vieillissement, ageing; aging; senescence
vif, brisk; lively; sharp
vigilance, alertness; awareness; vigilance; wakefulness
vigilant, watchful
vigueur, stamina
VIH, HIV
ville (en), in the community
villeux, villous
villosité, villus
  – chorionique, chorionic villus
viol, rape
violet de gentiane, gentian violet
virilisation, virilization
virologie, virology
virulence, virulence
virus, virus
  – APC, adenovirus
  – de l'immunodéficience humaine (VIH), human immunodeficiency virus (HIV)
  – informatique, bug
vis, screw
vis-à-vis, towards
viscère, viscera; viscus
viscomètre, viscometer
vision, eyesight; vision
  – trouble, blurred vision
visite à domicile, home visit; house call
visqueux, glairy; viscous
visuel, visual
vitamine, vitamin
  – B2, riboflavin
  – C, antiscorbutic
  – D, antirachitic factor; calciferol
vitellin, vitelline
vitellus, yolk

vitesse, rate; speed; velocity
- **de sédimentation**, blood sedimentation rate; sedimentation rate
- **de sédimentation (globulaire)**, erythrocyte sedimentation rate

vitré, vitreous
vivant, alive; live; living
vivisection, vivisection
vocal, vocal
voie(s), pathway; tract; way
- **aériennes**, airways
- **biliaires**, hepatic ducts
- **cordonales postérieures**, posterior columms
- **d'abord**, approach
- **d'administration**, route
- **extrapyramidale**, extrapyramidal tract
- **métabolique**, metabolic pathway
- **orale (par)**, orally
- **respiratoires supérieures**, upper respiratory tract
- **urinaires**, urinary tract

voile, veil; velum
- **noir**, blackout

voix, voice
- **haute (à)**, aloud

vol, flight; steal
volaille, fowl
volatile, volatile
volémie, blood volume
volet costal, flail chest
volition, volition
volonté, volition; will
volt, volt
voltage imposé, voltage clamp
volume, bulk; volume
- **courant**, tidal volume
- **de réserve expiratoire**, expiratory reserve volume
- **de réserve inspiratoire**, inspiratory reserve volume
- **d'éjection**, stroke volume
- **expiratoire maximal/seconde (VEMS)**, forced expiratory volume/second (FEV1)
- **résiduel (VR)**, residual volume (RV)
- **sanguin**, blood volume

volumineux, bulky
volvulus, volvulus
vomer, vomer
vomissement, emesis; vomiting
- **acétonémique**, cyclical vomiting

vote, ballot
voûte, arch; arcus; roof; vault
- **crânienne**, calvaria

voyage, journey; trip; travel
- **aérien**, air transport
- **de retour**, homing

voyeurisme, scopophilia; voyeurism
vrai, true
vraisemblable, likely
vraisemblance, likelihood
vue, sight; view; vision
- **d'ensemble**, overview

vulvaire, pudendal
vulve, pudendum muliebre
vulvectomie, vulvectomy
vulvite, vulvitis
vulvovaginite, vulvovaginitis

X

X (chromosome lié au sexe), X chromosome linked
xanthine, xanthine
xanthochromie, xanthochromia
xanthome, xanthoma
xérodermie, xerodermia
xérophtalmie, xerophthalmia
xéroradiographie, xeroradiography
xérostomie, xerostomia

Y

yard (0,914 m), yard
yoyo, grommet

Z

zéiose, zeiosis
zéro, zero
zézaiement, lisping
zinc, zinc
zona, herpes zoster; shingles; zona; zoster
 – otitique, herpes zoster oticus
zone, zone
zonule, zonula
zoologie, zoology
zoonose, zoonosis
zoopsie, zoopsia
zygote, zygote
zymogène, zymogen
zymotique, zymotic

Photocomposition réalisée
par Nord Compo Multimédia
7, rue de Fives
59650 Villeneuve-d'Ascq

470486 - (II) - (4) - OSB 80° - Nord Compo Multimédia

ELSEVIER MASSON S.A.S.
62, rue Camille-Desmoulins
92442 Issy-les-Moulineaux Cedex
Dépôt légal : avril 2010

Achevé d'imprimer sur les presses de
Ten Brink, Pays-Bas